Infektionen XXS pocket 2011

Autoren:

Prof. Dr. med. Herbert Hof — Institut für Medizinische Mikrobiologie und Hygiene
Universität Mannheim
Theodor-Kutzer-Ufer 1–3, 68167 Mannheim

Prof. Dr. med. Johannes Bogner — Infektionsabteilung, Medizinische Poliklinik
Pettenkoferstr. 8a, 80336 München

Dr. med. Andreas Ruß — Fachärztliche Internistische Praxis
Kirchplatz 1, 83734 Hausham

Lektorat: Dr. med. Sarah Konert
Herstellung: Alexander Storck, Petra Rau
Titelbild: Prof. Dr. med. Herbert Hof

Wichtiger Hinweis
Der Stand der medizinischen Wissenschaft ist durch Forschung und klinische Erfahrung ständig im Wandel. Autor und Verlag haben größte Mühe darauf verwandt, dass die Angaben in diesem Werk korrekt sind und dem derzeitigen Wissensstand entsprechen. Für die Angaben kann von Autor und Verlag jedoch keine Gewähr übernommen werden. Jeder Benutzer ist dazu aufgefordert, Angaben dieses Werkes gegebenenfalls zu überprüfen und in eigener Verantwortung am Patienten zu handeln.
Geschützte Warennamen (Warenzeichen) werden nicht besonders kenntlich gemacht. Aus dem Fehlen eines solchen Hinweises kann also nicht geschlossen werden, dass es sich um einen freien Handelsnamen handelt.

Die Deutsche Bibliothek verzeichnet diese Publikation in der Deutschen Nationalbibliografie; detaillierte bibliografische Daten sind im Internet über <http://dnb.ddb.de> abrufbar.

Nördliche Münchner Str. 28, 82031 Grünwald, www.media4u.com

3. Auflage, Juli 2010
ISBN 978-3-89862-530-2
Printed in Germany through Kösel

Vorwort zur 3. Auflage

Trotz vieler Fortschritte in der Prävention, Diagnostik und Therapie spielen Infektionserkrankungen nicht nur in den Ländern der 3. Welt, sondern auch in den Industrieländern eine große Rolle. Sie zählen zu den häufigsten Erkrankungen des Menschen überhaupt.

Die große Bandbreite der Erscheinungs- und Verlaufsformen von Infektionserkrankungen beruht einerseits auf der großen Variabilität der individuellen Reaktion auf die Erreger, andererseits auf der großen Zahl an möglichen Pathogenen. Dabei unterscheiden sich Epidemiologie, Transmission und Pathogenese bei jeder Infektionserkrankung.

Ärzte verschiedener Fachrichtungen werden alltäglich mit infektiologischen Erkrankungen konfrontiert. Durch eine gezielte, rasche Diagnostik und Therapie kann das Outcome entscheidend verbessert werden.
Nicht zuletzt nimmt die Prävention dieser Erkrankungen nicht nur für den Einzelnen einen wichtigen Stellenwert ein, sondern ist bei kontagiösen Infektionen auch von gesellschaftlicher Bedeutung.

Das **Infektionen XXS pocket 2010** fasst in kompakter Darstellung die praktisch wichtigen Aspekte von Ursachen, Diagnosen und Therapiemöglichkeiten relevanter Infektionskrankheiten bei Erwachsenen zusammen.
Mit diesem Buch wird dem Arzt in Klinik und Praxis ein Tool in die Hand gegeben, um Infektionserkrankungen rechtzeitig und sicher zu erkennen und gezielt zu behandeln.

Autoren und Verleger — Grünwald, im Juli 2010

1 Infektionen

1.1 Nervensystem (ZNS, PNS)

1.1.1 Meningitis

Def	• Seröse/eitrige Entzündung der Hirnhäute, oft begleitet von einer Radikulitis • Bakterien erzeugen fast immer eine Meningitis, nur selten eine Enzephalitis (→ S.9), z.B. Listeria monocytogenes • Viren erzeugen oft eine Enzephalitis, die häufig mit einer Meningitis kombiniert ist • Ggf. Meldepflicht beachten (→ S.119)
Rf	• **Mumps, Varizella, Masern:** Kontakt mit Erkrankten, evtl. Epidemie (meistens blander Verlauf) • **Meningokokken:** Reisen in endemische Zonen (Sahelzone in Afrika, Mekka-Pilger), Epidemien • **Pneumokokken:** Otitis media (→ S.19), Pneumonie (→ S.23), Sepsis (→ S.45), Milzexstirpation, Alkoholismus • **Listeria:** Immunschwäche (Leukämie, Transplantation, Kortisontherapie), diverse Lebensmittel (Weichkäse, Salami, Lachs, Salat) • **Borrelia und FSME:** Zeckenbiss • **Brucella:** Rohmilchkäse (aus Mittelmeerländern) • **Rickettsien:** Zeckenbiss bei Aufenthalt in Mittelmeerländern • **Leptospira:** Baden im Baggersee • **Staphylococcus:** neurochirurgischer Eingriff, Mastoiditis, Sinusitis (→ S.18) • **Cryptococcus:** Kontakt mit Taubenkot, Abwehrschwäche (z.B. AIDS) • **Acanthamoeba, Naegleria:** Baden im Baggersee
Ko	Bei lang anhaltenden und stark eitrigen Prozessen evtl. später Verklebung der Meningen und der Kanäle ⇒ Abflussstörung ⇒ dauerhafte Kopfschmerzen, Hydrozephalus
Err	• **Viren:** Varizella, Mumps, Masern, Enteroviren (z.B. Poliomyelitis), Herpes simplex-Virus (HSV), Frühsommer-Meningoenzephalitis-Virus (FSME) • **Bakterien:** Meningokokken, Pneumokokken, Streptococcus agalactiae (B-Streptokokken), Haemophilus influenzae, Listeria monocytogenes, Borrelia burgdorferi (sensu lato), Mycobacterium tuberculosis, Brucella melitensis, Rickettsia conori, Treponema pallidum, Leptospira icterohaemorrhagiae, Mycoplasma pneumoniae, Escherischia coli (Kapselantigen K1), Staphylococcus aureus • **Pilze:** Cryptococcus neoformans • **Protozoen:** Acanthamoeba, Naegleria

Di

- **Klinische Zeichen:** Fieber, Meningismus, Nackensteifigkeit, Hirndruck ↑ (Kopfschmerzen, Hirnnervenausfälle, Bewußtseinsstörungen, Erbrechen, ggf. Papillenödem), evtl. Petechien
- **Liquordiagnostik** (→ S.119):
  - **Mikroskopie:**
    - Zellvermehrung (Pleozytose): Granulozyten ↑ (bei akuten bakteriellen Infektionen), Monozyten ↑ (bei Tuberkulose), Lymphozyten ↑ (bei viralen Infektionen)
    - Direkter Erregernachweis: Amöben (nativ), Protozoen (Giemsafärbung), Bakterien (Gramfärbung)
  - **Chem. Analyse:** Albumin ↑, bei bakt. Infektionen: Glucose ↓ (< 40mg/dl), Laktat ↑
  - **PCR:** HSV 1 + 2, Enteroviren, CMV, VZV, EBV, JC-Virus, HHV 6, Listeria, Mycobacterium, Toxoplasma
  - **Antigennachweis:** Cryptococcus, Meningokokken, Pneumokokken
  - **Antikörpernachweis:** diverse Viren, Borrelia, Treponema
  - **Kultureller Erregernachweis:** alle Bakterien (außer Treponema), manche Viren, Cryptococcus
- **Blutuntersuchung** (→ S.121):
  - **Kultureller Erregernachweis**
  - **Antikörpernachweis:** Viren (Varizella, Mumps, Masern, Enteroviren, HSV, FSME) und Bakterien (Borrelia, Brucella, Treponema, Leptospira, Mycoplasma); Antikörper werden evtl. erst einige Tage nach Erkrankungsbeginn nachweisbar
  - **Antigennachweis:** Cryptococcus
- **Quotient aus spezifischen Liquor- und Serumantikörpern:** für Diagnose einer ZNS-Infektion mit intrathekaler Antikörperproduktion (Antikörper-Indexwert > 1,5)
- **Ggf. Urinuntersuchung** (→ S.122): Cryptococcus-Antigen, Pneumokokken-Antigen
- **Ggf. Sputumuntersuchung** (→ S.120): Kultur auf Mycobacterium, Mycoplasma, Pneumokokken, Meningokokken, Haemophilus
- **Ggf. Stuhluntersuchung** (→ S.122): auf Enteroviren (Kultur, PCR)
- **EEG**
- **Bildgebende Verfahren:** CT, MRT

Th

- **Kalkulierte Therapie**
  - Ceftriaxon (+ Gentamicin; **Cave:** Nephrotoxizität, Ototoxizität)
  - ggf. zusätzlich Aciclovir bei Verdacht auf Herpes simplex bzw. Varizellen
- **Gezielte Therapie**
  - **Pneumokokken, Treponema:** Penicillin
  - **Listeria:** Amoxicillin/Ampicillin + Gentamicin
  - **Mycobacterium:** siehe Pneumonie (→ S.23)
  - **Cryptococcus:** liposomales Amphotericin B + Fluconazol + 5-Fluorocytosin
- **Kortikoide:** können die entzündliche Überreaktion bremsen und spätere Komplikationen reduzieren

Prä

- **Impfung** (→ S.124): gegen Mumps, Masern, FSME, Poliomyelitis, Pneumokokken, Haemophilus influenzae, Meningokokken der Serogruppe A + C + W135
- **Kontakt mit Patienten mit Meningokokkenmeningitis:** Antibotikaprophylaxe
  - mit Chinolonen (z.B. Ciprofloxacin, Einzeldosis 500mg p.o.) oder
  - mit Ceftriaxon (Einzeldosis 250mg i.m.) oder
  - mit Rifampicin (2 x 600mg p.o. für 2 Tage)
  - bei Ki.: Rifampicin 10mg/kg alle 12h für 2 d od Ceftriaxon 125mg Einzeldosis i.m.

1.1.2 Enzephalitis

Def	• Infektion des Hirnparenchyms (eitrige, z.T. auch granulomatöse oder lymphozytäre Entzündung) • Einschmelzungen und Defekte sind möglich • Evtl. kombiniert mit Meningitis (→ S.7) oder anderen Organmanifestationen • DD: zentralnervöse Wirkungen mikrobieller Toxine, postinfektiös, postvakzinal • Ggf. Meldepflicht beachten (→ S.119)
Rf	• **FSME:** Zeckenbiss • **Enteroviren:** Enteritis • **Toxoplasma, VZV, CMV:** Abwehrschwäche • **Rabies:** Tierbiss bzw. -speichel (Hund, Fuchs, Fledermaus) (→ S.55) • **Alpha-Viren:** blutsaugende Vektoren • **Japan B:** Aufenthalt in Ostasien • **Listeria:** Immunschwäche (Leukämie, Transplantation, Kortisontherapie), diverse Lebensmittel (Weichkäse, Salami, Lachs, Salat) • **Anaerobier:** Zahninfektionen, Splitterverletzungen • **Treponema, HIV:** Promiskuität, Sexualkontakte • **Staphylococcus:** neurochirurgische Eingriffe, Mastoiditis, Sinusitis • **Cryptococcus:** Taubenkontakt, Abwehrschwäche (z.B. AIDS) • **Histoplasma und Coccidioides:** Aufenthalt in Endemiegebieten
Err	• **Prionen** • **Viren:** Enteroviren, Herpes simplex, VZV, FSME, JC-Virus, CMV, Bunya, Rabies, Alpha-Viren, Japan B, Masern (→ SSPE = subakut sklerosierende Panenzephalitis durch persistierende defekte Mutanten) • **Bakterien:** Listeria monocytogenes, Treponema pallidum, Nocardien, Mycoplasma pneumoniae, Staphylococcus aureus, Anaerobier • **Pilze:** Cryptococcus, Histoplasma capsulatum, Coccidioides immitis, Encephalitozoon bieneusi, Aspergillus fumigatus • **Protozoen:** Toxoplasma gondii, Plasmodium falciparum, Trypanosoma, Acanthamoeba, Naegleria • **Würmer:** Taenia solium, Toxocara canis, Echinococcus
Di	• **Klinische Zeichen:** Kopfschmerzen, Reizbarkeit, Affektlabilität, Verwirrtheitszustände, Bewusstseinsstörungen, Koma, Lähmungen, Fieber • **MRT** (ist dem CT deutlich überlegen) • **EEG:** in 80% pathologische Befunde mit frontotemporalen Herden oder Spitzenpotenzialen; bei Hirnstammenzephalitis: quasiperiodische steile Wellen oder Wellenkomplexe mit Intervallen von 1–2 sec • **Liquordiagnostik** (→ S.119): nicht immer positiv – **Oft Nachweis einer entzündlichen Reaktion:** Pleozytose, Eiweißvermehrung, intrathekale Immunglobulinproduktion – **Versuch eines Erregernachweises:** Mikroskopie, Kultur, Antigen, PCR • **Blutuntersuchung** (→ S.121): Versuch eines Erregernachweises (Kultur, Antigen, PCR, Antikörper)

Th	• **Kalkulierte Therapie** (bei bakterieller Infektion): Ceftriaxon + Metronidazol • **Gezielte Therapie** – **Herpes-simplex-Viren:** Aciclovir – **Listeria:** Amoxicillin/Ampicillin + Aminoglykosid – **Treponema:** Penicillin G – **Mycoplasma:** Chinolon oder Makrolid – **Staphylokokken:** Linezolid – **Nocardien:** Carbapenem – **Cryptococcus:** Amphotericin B + Fluconazol + 5-Fluorocytosin – **Histoplasma und Coccidioides:** Voriconazol – **Encephalitozoon:** Versuch mit Albendazol (wirkt nur mäßig gut) – **Toxoplasma:** Pyrimethamin + Sulfadiazin (Leucovorin oder evtl. nur Bäckerhefe dazugeben, um die Verträglichkeit zu verbessern) – **Plasmodium:** Atovaquon + Proguanil – **Amöben:** Metronidazol – **Taenia:** Praziquantel – **Toxocara:** Thiabendazol – **Echinococcus:** Albendazol
Prä	• **Sorgfältige Ernährung** (viele Erreger werden über Lebensmittel übertragen) • **Angepasste Verhaltensweisen bei Reisen in tropische bzw. subtropische Länder** (z.B. Mückenschutz) • **Impfung** (→ S.124): gegen Masern, FSME und Tollwut

1.1.3 Hirnabszess

Def	Umschriebene, eitrige Herde im Hirnparenchym
Rf	• Odontogener Infektionsherd • Neurochirurgischer Eingriff • Trauma (z.B. Splitterverletzungen) • Hämatogene Aussaat von Erregern • Erregerausbreitung per continuitatem, z.B. ausgehend von einer Otitis media
Err	• **Bakterien:** Staphylococcus aureus, vergrünende Streptokokken, Pneumokokken, Peptokokken, Peptostreptokokken, Escherischia coli, Klebsiella, Pseudomonas, Porphyromonas, Prevotella, Bacteroides, Nocardien, Aktinomyzeten • **Pilze:** Aspergillus, Zygomyzeten (z.B. Mucor), Cryptococcus (meist bei AIDS) • **Protozoen:** Amöben, Toxoplasma (meist bei AIDS)
Di	• **Klinische Zeichen:** fokalneurologische Ausfälle, Krampfanfälle, Schmerzen, Fieber • **Liquor** (→ S.119): Entzündungszeichen (Pleozytose, Eiweiß ↑), evtl. auch o.B. • **MRT/CT:** singuläre/multiple Herde mit Kapsel und Ödem, z.T. konfluierend • **Biopsie** (→ S.122): mikroskopischer u. kultureller Nachweis (auf Anaerobier achten!)
Th	• **Kalkulierte Therapie** (bei bakterieller Infektion) – Chloramphenicol (breite Wirkung gegen Aerobier und Anaerobier; geht gut ins Hirngewebe; wird wegen der sehr seltenen Komplikation einer Knochenmarkdepression kaum noch eingesetzt) – Ceftriaxon + Metronidazol + ggf. Fosfomycin bzw. Rifampicin – Meropenem • **Gezielte Therapie** – **Aspergillus:** Voriconazol – **Kryptokokkose:** Fluconazol + Amphotericin B + 5-Fluorocytosin – **Amoebiasis:** Metronidazol – **Toxoplasmose bei AIDS-Patienten:** Pyrimethamin + Sulfonamid

1.1.4 Hirnzyste	
Def	Flüssigkeitsgefüllte, abgegrenzte Herde
Rf	Vor Jahren durchgemachte Infektion mit Taenia solium (Schweinebandwurm) oder mit Echinococcus multilocularis (Fuchsbandwurm)
Err	Larvenstadium von Taenia solium (Zystizerkose) bzw. Echinococcus multilocularis
Di	• **Klinische Zeichen:** evtl. fokalneurologische Ausfälle • **Blutuntersuchung** (→ S.121): – **Blutbild:** Eosinophilie (in nur 50% der Fälle) – **Antikörpernachweis:** Taenia solium, Echinococcus • **CT:** hypodenses Areal, evtl. mit Verkalkungen
Th	• **Zystizerkose:** chirurgische Intervention + Praziquantel, evtl. + Kortison • **Echinokokkose:** Mebendazol

1.1.5 Neuritis, Polyradikulitis	
Def	Entzündung von einzelnen oder mehreren Hirnnerven bzw. peripheren Nerven oder deren Austrittsstellen aus dem Wirbelkanal • **Direkte Infektion** • **Postinfektiös** (häufiger): Immunreaktion gegen Erreger; bei Antigenhomologie mit den Nerven (antigenic mimikry): Autoimmunreaktion • **Postvakzinale Genese:** wird diskutiert
Ko	• Je nach Lokalisation ggf. lebensbedrohliche Folgen, z.B. Ateminsuffizienz • Bei rascher Progression der Erkrankung geringe Tendenz zur Restitution
Err	• **Viren:** Enteroviren (Coxsackie, ECHO, Poliomyelitis), FSME, VZV, CMV • **Bakterien:** Borrelien, Treponema, Mycobacterium leprae, Campylobacter jejuni (Guillain-Barré-Syndrom = GBS), Mycoplasma pneumoniae
Di	• **Klinische Zeichen:** bei Befall motorischer Nerven akute/subakute schlaffe Lähmung; bei Befall sensorischer Nerven: Hyp-, Dysästhesie, Hypalgesie, vegetative Störungen • **Neurographie, Elektromyographie (EMG)** • **Liquor** (→ S.119): meist entzündliche Veränderungen (Pleozytose, Albumin ↑, intrathekale Immunglobulinproduktion), PCR • **Blutuntersuchung** (→ S.121): Nachweis spezifischer Antikörper (außer Mycobacterium leprae), PCR
Th	• **Bei direkter Infektion:** evtl. Virustatika, Antibiotika • **GBS:** ggf. Plasmapherese

1.2 Auge

1.2.1 Keratitis	
Def	Entzündung der Hornhaut: superfiziell oder tiefreichend bis auf die Descemet'sche Membran, einzelne oder multiple Herde, mit scharfem Rand oder unscharf begrenzt
Rf	• **Schädigung der Hornhaut:** mechanisch (Trauma, Operation, Kontaktlinsen), aktinisch, trophisch (mangelnder Tränenfluss, Vitamin-A-Mangel, Lidschlussstörungen) ⇒ Eintrittspforte für bakt. Erreger, freilebende Amöben (Acanthamöben) • **Virusinfektionen der Konjunktiva** (→ S.12): können auf die Kornea übergreifen • **Bakterielle Erreger:** können auch von einer Blepharitis (→ S.13) ausgehen

Ko	• Bei Durchbruch der Descemet'schen Membran droht Invasion mit Hypopionbildung • Bei lang anhaltendem Defekt narbige Ausheilung ⇒ schwerer Visusverlust
Err	• **Viren:** Adenoviren, Herpes-simplex-Viren, VZV (Zoster ophthalmicus) • **Bakterien:** Pseudomonas, Staphylokokken, Streptokokken, Treponema pallidum • **Pilze:** Aspergillus, Fusarium, Alternaria, Pseudallescheria
Di	• **Klinische Zeichen:** Visusverlust, Sehstörungen, Fremdkörpergefühl, Lichtscheu, gelegentlich Rötung des betroffenen Auges • **Spaltlampenuntersuchung:** Ulceration, Eiter • **Abstrich** (→ S.120): Kultur, PCR • **Blutuntersuchung** (→ S.121): Lues-Antikörper
Th	• **Bei oberflächlichen Ulzerationen:** zunächst topische Therapie mit antiviralen bzw. antimikrobiellen Substanzen • **Bei Narbenbildung:** Hornhauttransplantation

1.2.2 Konjunktivitis, Skleritis

Def	• Entzündung der Bindehaut (ein- oder beidseitig) • Rötung (Hyperämie), oft auch eitrige Entzündung • bei längerem Bestehen entwickeln sich narbige Veränderungen (typisch für das Trachom: chronische, granulomatöse Herde, die als zahlreiche kleine Follikel am tarsalen und bulbären Anteil der Konjunktiva entstehen) • Eine Blepharoblennorrhoe, z.B. durch Gonokokken, kann extrem eitrig sein • Übergriff auf die Hornhaut ist möglich (→ S.11)
Rf	• **Schädigung der Bindehaut:** mechanisch (Fremdkörper, Trauma, OP), aktinisch, trophisch (mangelnder Tränenfluss, Vitamin-A-Mangel, Lidschlussstörung) • **Keratitis** (→ S.11)/**Blepharitis** (→ S.13) • **Schmierinfektionen:** gelegentlich epidemieartiges Auftreten, z.B. im Kindergarten oder nach Schwimmbadbesuch • **Nosokomial** • **Längerer Aufenthalt in tropischen Ländern**
Err	• **Viren:** Adenoviren (vor allem Typ 7, 8 und 19 = hochkontagiös), Rubulaviren, Enteroviren (ECHO-, Coxsackie-Viren) • **Bakterien:** Staphylokokken, Pneumokokken, Haemophilus influenzae, Pseudomonas aeruginosa, Gonokokken beim Neugeborenen, Chlamydia trachomatis (Serovare D–K= „Schwimmbadkonjunktivitis“, Serovare A–C = "Trachom") • **Nicht infektiöse Ursachen** – Reiter-Syndrom bei jungen Männern (Arthritis, Konjunktivitis, Urethritis) – Immunpathologische Reaktionen (postinfektiös), z.B. nach Campylobacter- und Yersinien-Enteritis
Di	• **Klinische Zeichen:** Rötung, verstärkter Tränenfluss, brennender Schmerz, Photophobie • **Abstrich** (→ S.120): Mikroskopie, Kultur, PCR
Th	• **Symptomatisch/topisch:** Anästhetika, Antiphlogistika, schleimhautabschwellende Medikamente (Kortikoide, Tetryzolin, Phenylephrin), ggf. systemische antiphlogistische Therapie, z.B. mit Salicylaten • **Kausal:** lokale Antibiotika (Tetrazykline, Chinolone, Aminoglykoside, Polymyxin B)

1.2.3 Blepharitis

Def	Entzündung des Augenlids (Lidrand oder die gesamte Lidhaut); als **trockene** (→ nur Rötung), **katarrhalische**, **eitrige** Entzündung oder **follikuläre Entzündung** (betrifft nur die Wimpernfollikel bzw. Drüsen): – **Hordeolum (Gerstenkorn)** = akute, eitrige Entzündung der Talgdrüsen (Moll'sche Drüsen) am oberen bzw. unteren Lidrand – **Chalazion (Hagelkorn)** = akute, eitrige Entzündung der Meibom'schen Talgdrüsen durch Verstopfung der Drüsenausführungsgänge ⇒ knapp unterhalb der Lidkante traubenkerngroße, wenig schmerzhafte Herde, die evtl. spontan abheilen
Rf	Konjunktivitis (→ S.12)
Err	• **Bakterien:** Moraxella, Staphylokokken, Streptokokken • **Viren:** Molluscum contagiosum • **Parasiten:** Haarbalgmilben (Demodex), Kopf- und Filzläuse können die Wimpern besiedeln und an den Lidrändern eine Entzündung induzieren
Di	**Klinische Zeichen:** lokal schmerzhafte Schwellung und Rötung, Photophobie
Th	• **Lokale Desinfektion** (Lidkantenreinigung) • **Thermokoagulation bzw. Exzision** der betroffenen Stellen • **Ggf. antibiotische Therapie** (Tetrazykline)

1.2.4 Kanalikulitis, Dakryozystitis

Def	Infektion der Tränenwege (meist einseitig)
Rf	• Im Rahmen verschiedener Virusinfektionen • Mechanische Obliteration, z.B. durch Dakryolithen
Ko	Durch bakterielle Superinfektion mit Keimen der Haut und Schleimhäute können sich seröse Entzündungen intensivieren
Err	• **Viren:** Masern, Mumps, EBV • **Bakterien:** Streptokokken, Pneumokokken, Staph. aureus, Enterobacteriaceae, Chlamydia trachomatis, Actinomyces
Di	**Klinische Zeichen:** schmerzhafte Schwellung und Rötung des Oberlids, Tränenträufeln, evtl. schlechtes Allgemeinbefinden
Th	• **Lokale Wärmeapplikation** • **Antibiotikatherapie** – **Lokal:** Aminoglykoside – **Systemisch:** Doxycyclin, Cephalosporine der 2. Generation – **Chirurgische Intervention** (selten)

1.2.5 Endophthalmitis

Def	• Entzündung der verschiedenen Kompartimente des inneren Auges, z.B. der Uvea, der Vorderkammer, des Glaskörpers bzw. der Retina • DD: nicht infektiöse Störungen bei Patienten mit einer genetischen Prädisposition (HLA B27), z.B. Morbus Behcet, und anderen Grundkrankheiten, z.B. Diabetes
Rf	• Hämatogene Aussaat von Erregern • Postoperative bzw. posttraumatische Situation

Err	• **Viren:** CMV • **Bakterien:** Enterobacteriaceae, Staphylococcus, Mycobacterium tuberculosis • **Pilze:** Candida, Cryptococcus, Histoplasma, Fusarium, Aspergillus • **Protozoen:** Toxoplasma gondii
Di	• **Anamnese:** langsam zunehmende Sehstörung • **Augenhintergrundspiegelung:** Veränderungen an der Retina, ggf. ist der Glaskörper so trüb, dass die Retina nicht mehr erkennbar ist • **Punktat** (→ S.120): evtl. kultureller Erregernachweis möglich • **Blutuntersuchung** (→ S.121): – **Antikörpernachweis:** Histoplasma, Toxoplasma – **Antigennachweis:** Cryptococcus
Th	• **Bakterien** – Ampicillin – Cotrimoxazol – Ceftriaxon – Daptomycin – Linezolid • **Pilze** – Fluconazol + Fluorocytosin – Voriconazol – Ggf. Amphotericin B intraokulär

1.2.6 Orbitainfektionen

Def	• Infektionen der Augenhöhle • Bei Orbitalphlegmone besteht die Gefahr, dass Eiter in das ZNS durchbricht, sodass lebensbedrohliche Situationen entstehen können
Rf	• Iatrogene bzw. traumatische Inokulation • Erregerinvasion aus der Umgebung (Nasennebenhöhlen- bzw. Dentalinfektionen)
Err	• **Bakterien:** v.a. Staphylococcus aureus, seltener Pseudomonas, Anaerobier • **Schimmelpilze:** z.B. Aspergillus fumigatus, Zygomyzeten
Di	**Klinische Zeichen:** Rötung und Schwellung der Orbitaregion, evtl. starke Lidschwellung, sodass das Auge nicht geöffnet werden kann
Th	• **Sofort:** kalkulierte Therapie mit Imipenem bzw. mit Voriconazol (um ein schnelles Voranschreiten der Infektion mit schlechter Prognose zu verhindern) • **Weiterführende gezielte Therapie:** richtet sich nach dem spezifischen Erreger

1.3 Mund, Rachen

1.3.1 Cheilitis

Def	• Entzündung an den Lippen, lokalisiert oder die gesamten Lippen betreffend • **Cheilitis angularis = Angulus infectiosus = Perlèche = Faulecke:** nur die Mundwinkel sind befallen • DD: allergische Reaktion, Melkersson-Rosenthal-Syndrom
Rf	• Persistierende Infektion mit Herpes-Simplex-Virus (HSV) • Eisenmangel • Starker und ständiger Speichelfluss schafft die Voraussetzung für Perlèche • Schlechte Mund- und Zahnhygiene, Prothesenträger • Abwehrschwäche, z.B. bei AIDS • Geschlechtsverkehr mit Prostituierten kann zu einer primären Lues (Stadium I) führen ⇒ Primäraffekt (harter Schanker = Ulcus durum) ggf. auch an der Lippe

Err	• **Viren:** Herpes-simplex-Virus • **Bakterien:** Staphylokokken, Treponema pallidum • **Pilze:** Candida spp.
Di	• **Klinische Zeichen:** Rhagaden, Fissuren, Schwellung; HSV: einzeln stehende, brennende Bläschen am Übergang von Haut zu Schleimhaut; bei Rezidiven sind oft die gleichen Stellen befallen • **Hautbläschen** (→ S.124): Virusnachweis im Bläscheninhalt durch PCR • **Abstrich** (z.B. aus Fissuren/Rhagaden des Mundwinkels → S. 120): Kultur (Candida spp., Bakterien) • **Blutuntersuchung** (→ S.121): HSV-Antikörper (in der akuten Phase sind die Werte noch unauffällig, Wert steigt erst nach wenigen Tagen an), Lues-Antikörper
Th	• **Aciclovir topisch** bei Herpes-simplex-Virus • **Lokale Antibiotika und Antiseptika** (z.B. Polihexanid, PVP-Jod) bei sekundären bakteriellen bzw. mykotischen Infektionen • **Nystatin- oder Amphotericin-B-Salbe, Miconazol Buccaltablette** gegen Hefen • **Penicillin G** bei luetischem Primäraffekt

1.3.2 Glossitis

Def	Oberflächliche oder profunde Entzündungen der Zunge	
Rf	• Abwehrschwäche	• Antibiotikatherapie
Err	• **Pilze:** Candida	• **Bakterien:** Treponema pallidum
Di	• **Klinische Zeichen** – Rötung mit schmerzhaften, sichtbaren Einrissen in der Zungenschleimhaut (saure und scharfe Lebensmittel verstärken den Schmerz) – Ggf. weißlich bis braun verfärbte Beläge, die außer der üblichen Mundflora auch Candida spp. enthalten können (Soor) – Bei einem scharf begrenzten, von einem entzündlichen Wall umgebenen Rundherd an luetischen Primäraffekt (harter Schanker = Ulcus durum) denken • **Abstrich** (→ S.120): Mikroskopie, Kultur (Candida) • **Blutuntersuchung** (→ S.121): Lues-Antikörper	
Th	• **Tyrothricin** (Kombination von Gramicidin + Tyrocidin ⇒ wirken synergistisch mit breitem Wirkspektrum auf Bakterien und Hefen) • **Lokale Schleimhautantiseptika** als Lutschtabletten oder Gurgellösung (z.B. Cetrimoniumbromid, Cetylpyridiumchlorid, Dequaliniumchlorid, Hexetidin) • **Lokalanästhetika** (z.B. Lidocain) in Form von Lutschtabletten • **Nystatin-/Amphotericin-B-Lutschtablette, Miconazol Buccaltablette** gg. Hefen • **Penicillin G** bei Lues (längere Behandlung)	

1.3.3 Stomatitis

Def	• Schleimhautentzündung der Mundhöhle • Herdförmige (aphthöse) oder diffuse Schleimhautveränderungen • Meist als katarrhalische Entzündung mit Rötung (Enanthem) und Schwellung, ggf. mit Bläschen, Belägen und evtl. Blutungen

Rf	• **Lokale Faktoren,** z.B.: – Schlecht sitzende Zahnprothese – Verminderter Speichelfluss	• **Systemische Faktoren,** z.B.: – Immunschwäche – Eisenmangel
Err	• **Viren:** z.B. Herpes-simplex-Virus, Epstein Barr-Virus (EBV), Masernvirus, Coxsackie-A-Viren (Herpangina), seltener: Vesikuläres Stomatitis-Virus (VSV)	• **Bakterien:** diverse Bakterien der Mundflora (auch seltenere, z.B. Eikenella corrodens) • **Pilze:** Candida spp.
Di	• **Klinische Zeichen:** foetor ex ore, verstärkter Speichelfluss (Hypersalivation), erschwerte Nahrungsaufnahme, Veränderungen der Mundschleimhaut: – Erythem mit roten Maculae – Oft mit cremig weißen, pseudomembranösen Belägen (aus desquamierten Epithelzellen, Entzündungszellen, Fibrin, Bakterien, Hefepilzen); Abwischen der Beläge kann Blutung der darunter liegenden Schleimhaut auslösen – Typisch für das Frühstadium einer Maserninfektion: Koplik`sche Flecken = punktförmige, rein weiße, nicht wegwischbare Foci, auf der Wangenschleimhaut oberhalb der Molare; später: Enanthem an Gaumen, Uvula, Tonsillen ⇒ Exanthem • **Blutuntersuchung** (→ S.121): HSV-Serumantikörper • **Abstrich** (→ S.120): HSV-Genom-Nachweis durch PCR	
Th	• **Lokalanästhetika** • **Schleimhautdesinfizientien:** reduzieren die Gefahr einer sekund. bakt. Infektion • **Tyrothricin** (Komb. von Gramicidin + Tyrocidin → wirken synergistisch mit breitem Wirkspektrum auf Bakterien und Hefen): kann die Bakterienflora reduzieren • **Nystatin-/Amphotericin-B-Lutschtablette, Miconazol Buccaltablette** gg. Hefen	

1.3.4 Pharyngitis

Def	Entzündung der Rachenschleimhaut, meistens im Rahmen einer katarrhalischen Infektion mit Rhinitis (→ S.18) und Konjunktivitis (→ S.12)	
Rf	• Vorangegangene Infektionen mit narbig zerklüfteten Tonsillen • Bakterielle Superinfektionen nach vorangegangenem viralem Infekt • EBV Burkitt-Tumor	
Ko	Kann auf Tonsillen übergreifen (→ S.17)	
Err	• **Viren:** z.B. Coxsackie-A-Viren (Herpangina), EBV, Masern, HSV	• **Bakterien** der Mundflora • **Pilze:** Candida spp.
Di	• **Klinische Zeichen:** diffuse Rötung, gelegentlich Aphthen (= gerötete, ödematöse Schwellung mit zentraler Erosion der Epitheldecke), Eiterungen bei sekundärer bakterieller Superinfektion, dicker, weißlicher Belag bei Infektion mit Hefepilzen (Soor), meist flächig, befällt oft auch die Zunge • **Abstrich** (→ S.120): kultureller Erregernachweis	
Th	• **Lokalanästhetika** • **Schleimhautdesinfizientien:** reduzieren die Gefahr einer sekund. bakt. Infektion • **Tyrothricin** (Komb. von Gramicidin + Tyrocidin → wirken synergistisch mit breitem Wirkspektrum auf Bakterien und Hefen): kann die Bakterienflora reduzieren • **Nystatin-/Amphotericin-B-Lutschtabletten, Miconazol Buccaltabletten, Fluconazol oral, Echinocandine i.v.** gegen Hefen	

1.3.5 Tonsillitis

Def	Entzündung der Gaumen- bzw. Rachenmandeln • **Viral:** meist Rötung und Schwellung = **Angina catarrhalis** • **Bakteriell:** eitrige Entzündung als – **Angina follicularis:** fokale, stippchenförmige Eiterungen – **Angina lacunaris:** konfluierende, größere Eiterherde; es können tiefe Ulzerationen entstehen
Rf	Zerklüftete Tonsillen nach vorangegangenen Infektionen
Ko	• Peritonsillitis bis hin zum Peritonsillarabszess (Seitenstrangangina) • Herde können Fokus für entfernte immunologische Prozesse sein
Err	• **Viren:** Coxsackie-A-Viren (Herpangina), EBV (M. Pfeiffer) • **Bakterien:** Streptococcus pyogenes (Serovar A) und andere Bakterien der Mundflora, Corynebacterium diphtheriae, Symbiose von Treponema vincenti und Fusobacterium fusiforme (Angina Plaut Vincenti), andere Anaerobier • **Mischinfektionen** kommen vor (→ Tabelle 1)
Di	• **Klinische Zeichen:** foetor ex ore, Schluckbeschwerden, Fieber, Lymphknotenschwellung, Rötung der Umgebung der Eiterherde (v.a. bei Diphtherie) • **Abstrich** (→ S.120): kultureller/mikroskopischer Erregernachweis (Angina Plaut Vincenti → sind meist nicht kultivierbar) • **Blutuntersuchung** (→ S.121): Antikörper gegen Streptokokkenantigene ("Rheumaserologie" = Antistreptolysin-O-Titer, Antistreptokokken-DNase-B-Titer) → zur Verlaufskontrolle und Diagnostik rheumatischer Folgeerkrankungen
Th	• **Unterstützend:** – Tyrothricin lokal (= Gramicidin + Tyrocidin) – Gurgeln mit schleimhautverträglichen Antiseptika, z.B. mit jodhaltigen Verbindungen, Chlorhexidin/Cetylpyridiniumchlorid • **Antimikrobielle Therapie:** – Penicillin – Cephalosporine der 2. Generation, – Makrolide, Ketolide

Tabelle 1: spezifische Ursachen einer eitrigen Angina tonsillaris

Streptococcus pyogenes	• Einige, kleine, weiche, schmierige Eiterherde (Stippchen) • Starke Rötung
Fusobacterium/ Treponema	• Angina Plaut Vincenti (ulceröse Angina) • Einseitig • Weiche Beläge
Corynebacterium diphtheriae	• Foetor ex ore • Starke Entzündungsreakt., greift leicht auf die Umgebung über • Flächige, harte Eiterherde • Fibrinhaltige Pseudomembranen; bluten bei Entfernung
Gelegentlich auch: Neisserien, Moraxella, Haemophilus, Staphylokokken, Chlamydien, Mykoplasmen, Anaerobier	

1.3.6 Gingivitis, Parodontitis

Def	Oberflächliche Entzündung des Zahnfleisches (Parodontitis marginalis)
Rf	Übergreifen von einer Stomatitis (→ S.15) oder Karies
Ko	• Bei ausgedehnter Parodontose evtl. systemische Folgekrankheiten • Bei anhaltender Reizung evtl. Parodontose (Schwund des Zahnhalteapparates im Kieferknochen)
Err	Diverse Bakterien der Mundflora, v.a. vergrünende Streptokokken; auch Anaerobier (z.B. Porphyromonas gingivalis)
Di	• **Klinische Zeichen:** Rötung, Schwellung, Blutungsneigung bei geringer mechanischer Beanspruchung • **Abstrich** (→ S.120): Kultur (umfasst nur wenige Keime), PCR
Th	• Mechanische Reinigung der Zahnoberflächen und Zahnfleischtaschen • Nachbehandlung mit Laserlicht kann die Keimbesiedelung weiter verringern
Prä	• Regelmäßige mechanische Reinigung mit der Zahnbürste • Regelmäßige Gabe von Fluortabletten • Zahnärztliche Kontrollen und Behebung von sanierungsbedürftigen Herden

1.4 HNO

1.4.1 Rhinitis, Sinusitis

Def	• **Rhinitis:** akute Entzündung der Nasenschleimhaut (Schnupfen); zunächst Hyperämie, später seröse, katarrhalische Entzündung • **Sinusitis:** Entzündung der Schleimhaut der NNH in Folge der Belüftungsstörungen im Rahmen einer Rhinitis; persistiert evtl. auch nach Abklingen der Rhinitis; betrifft eine oder mehrere NNH, bis hin zur Pansinusitis • **DD:** allergische Ursache (→ Anamnese, Allergietestung, Histologie)
Rf	Oft gleichzeitig bestehende Pharyngitis (→ S.16) und Konjunktivitis (→ S.12)
Ko	• **Schleimhautveränderungen:** Hypertrophie oder Atrophie (= Rhinitis sicca) durch chronische Verläufe • **Superinfektion mit Bakterien** → evtl. Eiterbildung, Destruktion → durch den Gewebezerfall und die Bakterien entsteht ein putrider Geruch (Ozaena) • **Otitis media** (→ S.19) • **Narbige Veränderungen:** durch lang anhaltende Infektionen (können eine Chronifizierung bahnen) • **Invasion von Erregern** in die umgebenden Knochen, Orbita oder ZNS • **Entwicklung eines dichten Pilzgeflechts** („fungus ball"): Schimmelpilzsporen werden eingeatmet. Die Pilze können dann bei vorgeschädigter Schleimhaut die Nebenhöhlen kolonisieren und sich massiv vermehren (v.a. Aspergillus fumigatus und Zygomyzeten).

Err	• **Viren:** Adenoviren, Coronaviren, Coxsackie-Viren, ECHO-Viren u.a. Enteroviren, Rhinoviren, Pneumovirus (= RSV), Influenzavirus, Paramyxovirus • **Bakterien:** Staphylococcus aureus, Pneumokokken, Haemophilus influenzae, Enterobacteriaceae (z.B. Klebsiella ozaenae), anaerobe Bakterien • **Pilze:** Aspergillus fumigatus, Pseudallescheria und andere Schwärzepilze (Dematiazeen), Zygomyzeten
Di	• **Klinische Zeichen:** Riechvermögen ↓, näselnde Sprache, erschwerte Atmung, generelle Beschwerden (z.B. Kopfschmerzen, Unwohlsein, Fieber) • **Sekret** (→ S.120): Kultureller Erregernachweis spätestens bei Chronifizierung
Th	• **Rhinologika** (Sympathomimetika, Epinephrin) ⇒ Schleimhautabschwellung • **Kalkulierte antibiotische Therapie** (→ Reduktion der Schleimhautschädigung): - Aminopenicilline (evtl. in Kombination mit Beta-Laktamase-Inhibitoren) - Oralcephalosporine - Makrolide (Clarithromycin, Roxithromycin), Ketolide - Chinolone (Levofloxacin, Moxifloxacin) • **Ggf. systemische antimykotische Therapie** • **Bei Chronifizierung:** ggf. chirurgische Intervention

1.4.2 Otitis media

Def	• Infektion der Paukenhöhle • Eine akute Otitis media kann innerhalb weniger Stunden explodieren, dauert meist aber nur einige Tage
Rf	• Beginnt meist mit einem viralen Infekt der oberen Luftwege (Sinusitis, Rhinitis → S. 18) ⇒ Schleimhautschwellung der Tuba auditiva Eustachii ⇒ Sekretabfluss ↓, Belüftungsstörung des Mittelohrs ⇒ bakterielle Infektion • V.a. bei Kindern (→ Tube ist horizontaler gestellt) führt die Schwellung der Schleimhaut zur Obstruktion (v.a. bei vergrößerten Rachenmandeln); bis zum 3. Lebensjahr haben 2/3 aller Kinder eine Otitis media durchgemacht
Ko	• Mastoiditis • Meningitis (→ S.7) • Hirnabszess (→ S.10)
Err	• **Viren:** Masern, Enteroviren, RSV, Rhinoviren, Influenza, Parainfluenza, Adenoviren • **Bakterien:** Pneumokokken, Staphylococcus aureus, Haem. influenzae, Moraxella catarrhalis, Enterobacteriaceae, z.B. Klebsiella pneumoniae, seltener: anaerobe Bakterien, z.B. Peptostreptococcus, Fusobacterium, Prevotella, Porphyromonas
Di	• **Klinische Zeichen:** starke Ohrenschmerzen, Tragusdruckschmerz • **Otoskopie:** Rötung u. Schwellung des Trommelfells, Reflexverlust; **Cave:** Trommelfellperforation!
Th	• **Nicht steroidale Antiphlogistika** ⇒ Analgesie, Schleimhautabschwellung • **Feuchter Ohrwickel:** unterstützt den Heilungsprozess • **Antibiotische Therapie:** z.B. - Makrolide, Ketolide - Ampicillin (evtl. kombiniert mit einem Beta-Laktamase-Inhibitor) - Cephalosporine der 2. Generation ⇒ können Heilungsprozeß beschleunigen und Chronifizierung verhindern • **Bei anhaltender Infektion und drohendem serösen Erguss (Serotympanon):** Trommelfellperforation

1.4.3 Otitis externa

Def	Entzündung des äußeren Gehörgangs (der äußere Gehörgang ist zwar durch die dicke Epithelbarriere und durch humorale Schutzfaktoren, z.B. dem Cerumen, vor Infektionen geschützt; trotzdem kommt es gelegentlich zu einer Erregerinvasion)
Rf	• Chronische Irritationen (Cholesteatom; Trauma, z.B. Kratzspuren) • Schwimmbadbesuch
Err	• **Viren:** Herpes-simplex-Virus, Varizella-Zoster-Virus • **Bakterien:** Staph. aureus, Enterobacteriaceae, Pseudomonas aeruginosa • **Pilze:** Aspergillus niger
Di	**Klinische Zeichen:** gerötete, nässende oder ulzerierte Läsionen, gelegentlich schwarzer Pilzrasen mit Aspergillus niger
Th	• **Beseitigung der Irritation** (ist oft ausreichend) • **Weiterführende Maßnahmen** – Debridement – Reinigung – Lokale, hautverträgliche Desinfektionsmittel – Otologika mit Antibiotika und Kortikoiden – Selten: systemische Therapie mit antimikrobiellen Stoffen

1.4.4 Laryngitis, Epiglottitis

Def	Entzündung der Kehlkopfschleimhaut, der Epiglottis bzw. der Stimmbänder
Rf	• Katarrhalische Infektionen des Mund- und Nasenraums • Eine Pharyngitis (→ S.16) greift häufig auf Epiglottis und Stimmbänder über
Ko	• Laryngotracheobronchitis • Erstickungsgefahr bei Epiglottitis! (v.a. bei Haemophilus)
Err	• **Viren** → Tabelle 2 • **Bakterien** (z.T. als bakterielle Superinfektion): Staphylokokken, Streptokokken, Pneumokokken, Haemophilus influenzae (typischerweise bei Epiglottitis), Corynebacterium diphtheriae (heute sehr selten; breitet sich von den Tonsillen aus) • **Pilze:** Candida-Arten ⇒ Soor
Di	**Klinische Zeichen:** Heiserkeit, Husten, Halsschmerzen, starker Speichelfluss, Rötung, Schwellung, bei starker ödematöser Schwellung: Atemnot
Th	• **Nicht-steroidale Antiphlogistika:** schmerzlindernd, antiphlogistisch • **Tyrothricin** (= Gramicidin + Tyrocidin) → breite antibiotische Wirkung • **Ggf. Beatmung, Intubation oder Tracheotomie** (evtl. auch Koniotomie) • **Antibiotikatherapie:** – Amoxicillin + Clavulansäure (Haemophilus influenzae bildet selbst keine Beta-Lactamase, jedoch viele kolonisierende Keime der Begleitflora) – Cefotaxim

Tabelle 2: Viren, die häufig katarrhalische Infektionen der oberen Luftwege auslösen

- **Rhinoviren**, ca. 110 Serotypen
- **Myxoviren**, z.B. Influenza: Gruppe A, B und C
- **Paramyxoviren**, z.B. Parainfluenza, Morbillivirus (Masern), Pneumovirus (= RSV)
- **Mastadenoviren** (Adenoviren), ca. 47 Serotypen
- **Enteroviren**, z.B. Coxsackie-Viren (Gruppe A 23 Serotypen, Gruppe B 6 Serotypen)

1.5 Atemwege

1.5.1 Akute Laryngeotracheobronchitis

Def	Akute Entzündung des Tracheobronchialtrakts mit Häufigkeitsgipfel im Frühjahr und Herbst; meistens milder Verlauf
Ko	• Komplikationen an anderen Organen, z.B. Myokarditis (→ S.48), Enzephalitis (→ S.9) • Bakterielle Superinfektion
Err	• **Viren:** Rhinoviren, Adenoviren, RSV, Myxoviren, Paramyxoviren, Coxsackie-Viren • **Bakterien:** Mycoplasma pneumoniae
Di	• **Klinische Zeichen** (sind i. d. R. zur Diagnosestellung ausreichend): Husten mit Auswurf, Störungen des Allgemeinbefindens: z.B. Kopf-/Gliederschmerzen, Fieber • **Endoskopie:** Rötung und Schwellung der Schleimhaut • Labordiagnostik meistens nicht erforderlich
Th	• **Symptomatisch:** Antitussiva, Schleimlöser • **Antibiotische Therapie** (nur bei V.a. bakterielle Infektion bzw. Superinfektion) – Doxycyclin – Makrolide (Clarithromycin, Azithromycin) – Pneumokokkenwirksame Chinolone (Levofloxacin, Moxifloxacin)
Prä	Influenza-Impfung (1 x/Jahr) kann einige Fälle verhindern (→ S.128)

1.5.2 Akute, eitrige Bronchitis

Def	Eitrige, evtl. auch nekrotisierende Entzündung der Bronchialschleimhaut
Ko	• **Bakterielle Superinfektion:** manifestiert sich oft durch persistierendes/erneutes Fieber nach viraler Bronchitis; führt zum Verlust des Flimmerepithels und der elastischen Fasern ⇒ Umbau durch mehrschichtiges Plattenepithel; evtl. narbige Deformation ⇒ Schwachstelle ⇒ rezidivierende Infektionen • **Bronchopneumonie:** v.a. bei vorgeschädigter Schleimhaut (z.B. durch Rauchen, Chemikalien • **Schwerer Verlauf:** bei bestehender Herzkrankheit
Err	• **Primäre Infektion:** meist Bordetella pertussis, Moraxella catarrhalis, Haemophilus influenzae, Streptococcus pneumoniae, Klebsiella pneumoniae • **Superinfektion nach Virusinfektion:** meist Staphylococcus aureus • Enterokokken haben im Sputum keinen Krankheitswert
Di	• **Klinische Zeichen:** Husten, gelber, zäher Auswurf (stinkender Geruch des Auswurfs → V.a. nekrotisierende Eiterung), Fieber, feuchte, nichtklingende RGs (Brummen, Giemen) • **Sputum** (→ S.120): kultureller Erregernachweis • **Urinuntersuchung** (→ S.122): Pneumokokkenantigen (Pneumokokken sind schwer anzuzüchten)
Th	• **Symptomatische Ther.:** Antitussiva, schleimlösende Medikamente, ggf. Antipyretika • **Antibiotische Therapie** – Amoxicillin + Clavulansäure – Cephalosporine der 2. Generation – Makrolide (v.a. Azithromycin) – Pneumokokkenwirksame Chinolone (Levofloxacin, MoxifloXacin)
Prä	Impfung gegen Keuchhusten und Pneumokokken (→ S.128)

1.5.3 Chronische Bronchitis (ohne Obstruktion)

Def	• Husten u. produktiver Auswurf an den meisten Tagen innerhalb von mind. 3 M. • **Verlaufsformen:** – Stabile Erkrankung – Exazerbierte Bronchitis → Zunahme der Dyspnoe, des Sputums od. dessen Purulenz • Typhus: typisch ist eine Bronchitis zu Beginn der zyklischen Infektion
Rf	• **Umweltbedingungen:** Aufenthalt in engen, schlecht belüfteten Räumen) • **Malnutrition:** z.B. Alkoholabusus, Leberzirrhose • **Starkes Rauchen** → Invasion von kolonisierenden Keimen der Bronchialschleimhaut • **Begleitende Infektionen** durch Viren (Influenzaviren, Rhinoviren) und Chlamydien bzw. Mykoplasmen können eine Exazerbation auslösen
Ko	Entzündliche Veränderungen sind reversibel (kein Umbau, keine Emphysembildung)
Err	• Haemophilus influenzae, Streptococcus pneumoniae, Moraxella catarrhalis, Enterobacteriaceae (z.B. Klebsiella spp.), Salmonella enterica Typhi • Enterokokken haben im Bronchialsekret keinen Krankheitswert
Di	• **Klinische Zeichen:** gesteigerter Husten mit purulentem Auswurf, Dyspnoe, Fieber, Auskultation: verschärftes Atemgeräusch, mittel- bis grob-blasige RGs, weniger: Giemen und Pfeifen (als Zeichen einer Obstruktion) • **Sputum** (→ S. 120; Material muss zügig verarbeitet werden, weil sich sonst die Bakterienflora rasch ändert): Mikroskopie, Kultur (incl. Tbc-Diagnostik → Nachweis säurefester Stäbchen)
Th	• **Symptomatischen Therapie:** Antitussiva, schleimlösende Medikamente • **Antibiotische Therapie** – Amoxicillin + Clavulansäure – Cephalosporine der 2. Generation – Pneumokokkenwirksame Chinolone (Levofloxacin, Moxifloxacin) – Makrolide (Clarithromycin, Azithromycin); wirken gegenüber Haemophilus nicht sehr gut (auch bei anderen Erregern gibt es Resistenzen)

1.5.4 Chronic obstructive pulmonary disease (COPD)

Def	Chronische Bronchitis (meist schon seit Jahren), Obstruktion ⇒ chronisch-obstruktive Bronchitis mit Emphysem
Rf	• **Umweltbedingungen:** Aufenthalt in engen, schlecht belüfteten Räumen • **Malnutrition:** z.B. Alkoholabusus, Leberzirrhose • **Starkes Zigarettenrauchen** → Invasion von kolonisierenden Keime der Bronchialschleimhaut • **Begleitende Infektionen** durch Viren (Influenzaviren, Rhinoviren) und Chlamydien bzw. Mykoplasmen können eine Exazerbation auslösen
Ko	• Patienten sind potentielle Träger von multiresistenten, nosokomialen Problemkeimen (meist zahlreiche Krankenhausaufenthalte in der Anamnese) • Fortschreitende, nicht reversible Umbauprozesse der Epithelien und der elastischen Faserelemente ⇒ Emphysem mit Gasaustauschstörung
Err	• Haemophilus influenzae, Streptoccocus pneumoniae, Moraxella catarrhalis, Enterobacteriaceae (darunter Klebsiella spp.) • Enterokokken: haben im Bronchialsekret keinen Krankheitswert

Di	• **Klinische Zeichen:** gesteigerter Husten mit purulentem Sputum, Dyspnoe, Auskultation: starkes Giemen und Pfeifen, Herzrhythmusstörungen • **Blutgasanalyse:** meistens Hypoxämie, evtl. Hyperkapnie • **Röntgen:** zum Ausschluß von Infiltraten • **Bronchoskopie, bronchoalveoläre Lavage:** Zytologie (Granulozytenzahl), kultureller Erregernachweis im Bronchialsekret (→ S.120) • **Zur Objektivierung des Schweregrades der AECB** (= akute Exazerbation der chronischen Bronchitis), Grad I–III: Beurteilung von Dyspnoe, Sputummenge und Purulenz des Sputums, Blutgasanalyse
Th	• **Symptomatische Therapie:** schleimlösende Medikamente, ggf. Sauerstoff • **Antibiotische Therapie** (laut Empfehlungen der Paul-Ehrlich-Gesellschaft [PEG] – je nach Schweregrad): • Cephalosporine der 2. oder 3. Generation • Aminopenicilline + Beta-Lactamase-Inhibitoren • Makrolide • Pneumokokkenwirksame Chinolone (Levofloxacin, Moxifloxacin) • Reservemittel: Carbapeneme

1.5.5 Bronchiolitis

Def	• Infektion und entzündliche Reaktion der terminalen luftleitenden Bronchiolen und der Übergangszone der gasaustauschenden Bronchiolen • V.a. im Säuglings- und Kleinkindalter (meisens in den Wintermonaten)
Ko	Evtl. proliferative, fibroblastenreiche Entzündung ⇒ nachgeschaltete Lufträume kollabieren
Err	• **Viren:** RSV, Parainfluenzaviren, seltener: Influenzaviren, Adenoviren • **Bakterien** (seltener): Mycoplasmen und Chlamydien
Di	**Klinische Zeichen:** zu Beginn unspezifisch (Schnupfen, Husten, Auswurf, leichte Dyspnoe), im Verlauf Nasenflügelatmen, thorakale Einziehungen, kaum Fieber, zunehmende Obstruktion und Hypoxämie, Auskultation: leises Atemgeräusch, inspiratorisches Knistern, Giemen, Pfeifen
Th	• **Symptomisch:** schleimhautabschwellende Mittel, Bronchodilatatoren, ggf. O_2 • **Ggf. spezifische antimikrobielle Therapie:** z.B. Ribavirin gegen RSV • **Kortikosteroide** (oral)

1.5.6 Pneumonie

Lobärpneumonie

Def	Entzündl. Exsudat in Alveolen eines od. mehrerer Lungenlappen (v.a. Unterlappen)
Rf	• Rauchen • Aspiration • Z.n. Virusinfektion
Ko	Endogene Reaktivierung von Herpes labialis („Fieberbläschen") (→ S.14)
Err	• **Bakterien:** Pneumokokken, Staphylokokken (oft sekundär nach vorangegangener Virusinfektion), Haemophilus, Klebsiella pneumoniae • **Pilze:** Cryptococcus, Coccidioides (passagere Lungeninfiltration) • **Würmer:** Ascaris lumbricoides, Toxocara canis, Ancylostoma duodenale, Strongyloides stercoralis → können im Verlauf ihres Zyklus eine passagere Rundherdverschattung in der Lunge (eosinophiles Infiltrat) hervorrufen

Di	• **Klinische Zeichen:** Husten, Pleuraschmerz, Schüttelfrost, Fieber (Kontinua), Tachypnoe, Kreislaufdekompensation, abgeschwächtes AG, feinblasige RGs, Klopfschalldämpfung • **Bildgebende Verfahren:** Röntgen, CT • **Blutuntersuchung** (→ S.121): Kultur • **Urinuntersuchung** (→ S.122): Antigen von Pneumokokken u. Legionella (Serovar 1) • **Respiratorische Sekrete:** ggf. Mikroskopie und Kultur (→ S.120)
Th	• **Kalkulierte Therapie** – Amoxicillin + Clavulansäure – Piperacillin + Tazobactam – Makrolide (Clarithromycin, Azithromycin) – Pneumokokkenwirksame Chinolone (Levofloxacin, Moxifloxacin) – Doxycyclin, Tigecyclin • **Spezielle Therapie** – **Pneumokokken:** * Penicillin G (im Ausland jedoch häufig penicillinresistente Stämme) * Pneumokokkenwirksame Chinolone (Levofloxacin, Moxifloxacin) * Resistenzen gegen Makrolide bei etwa 20% der Pneumokokkenstämme – **Pilze:** Fluconazol, Voriconazol, Posaconazol, liposomales Amphotericin B, ggf. als Salvage: Echinocandine
Prä	Influenza-Impfung, Pneumokokkenimpfung (→ S.128)

Atypische Pneumonie (interstitielle Pneumonie)

Def	Entzündliches Exsudat v.a. im Interstitium (in Alveolen zunächst keine Exsudate)
Ko	Fibrosierungsneigung des Exsudats ⇒ evtl. Umbau des Lungenparenchyms
Err	• **Viren:** Influenza A (epidemisches Auftreten; schwere Verläufe v.a. durch aviäre Stämme = „Vogelgrippe"), Influenza B (sporadisches Auftreten), RSV, Masern, humanes Metapneumovirus (Kinder), CMV (bei Abwehrschwäche) • **Bakterien:** Mycoplasma pneumoniae, Chlamydophila (früher: Chlamydia) pneumoniae, seltener: Ureaplasma, Legionella • **Pilze:** Pneumocystis jirovecii (bei Abwehrschwäche, Frühgeborene)
Di	• **Klinische Zeichen:** reduzierter AZ, langsam ansteigendes Fieber, quälender, unproduktiver Husten, Dyspnoe, Zyanose; typisch für Mykoplasmainfektion: relative Bradykardie; Auskultation meist unauffällig • **Röntgen:** ausgedehnte, klein- bis grobfleckige, streifige, zur Konfluenz neigende Verschattungen und „Milchglastrübungen"
Th	• **Influenza** – Initialphase, Prophylaxe: Amantadine/ Neuraminidase-Inhibitoren (Oseltamivir, Zanamivir) → hemmen Fortschreiten und Kontagiosität – Ggf. Therapie einer bakteriellen Superinfektion (z.B. mit Staph. aureus) • **Legionella** – Chinolone, z.B. Levofloxacin, Moxifloxacin – Makrolide, z.B. Roxithromycin, Clarithromycin, Azithromycin – Beta-Laktame wirken nur in vitro! • **Chlamydia, Mycoplasma, Ureaplasma** – Makrolide, z.B. Azithromycin – Chinolone, z.B. Levofloxacin, Moxifloxacin – Tetrazykline, z.B. Doxycyclin – Keine Beta-Laktam-Antibiotika • **Pneumocystis** – Cotrimoxazol: oral oder i.v. – Atovaquone (oral) – Pentamidin (Inhalation oder i.v.) – Echinocandine

Prä	• Aktive Impfung der Risikogruppen gegen Influenza A (→ S.128) – Die aktuellen Epidemiestämme sollten im Impfstoff vertreten sein – Für ältere Menschen gibt es Präparate mit hohem Antigengehalt • Mund-Nasen-Schutz für Patienten und Ärzte (z.B. eine FFP-1-Maske)

Schwere, ambulant erworbene Pneumonie

Def	• Patient bringt die schwere, meist bakterielle Lungenentzündung bereits ins Krankenhaus mit, oder sie entsteht innerhalb von 48 h nach Hospitalisation • Erreger gelangen meist aerogen, seltener hämatogen in die Lunge
Rf	• Abwehrschwäche (Alter, Alkohol, Rauchen) • Vorausgegangene Virusinfektion • Kardiale Insuffizienz → Stauungspneumonie
Ko	• Beteiligung der Pleura (→ S.29) • Septische Ausbreitung (→ S.45)
Err	• **Bakterien:** Pneumokokken, Chlamydophila (früher Chlamydia) pneumoniae, Mycoplasma pneumoniae, Chlamydia psittaci (Papageienkrankheit), Coxiella burnetii (Q-Fieber), Legionella pneumophila, Mycobacterium tuberculosis, Moraxella catarrhalis, Haemophilus influenzae, Staph. aureus (speziell cMRSA), Burkholderia pseudomallei (selten; importiert aus Südostasien) • **Viren:** z.B. Influenzaviren, RSV (eher selten) • **Pilze:** z.B. Cryptococcus und Pneumocystis (nur bei abwehrgeschwächten Pat.), dimorphe Pilze, z.B. Coccidioides, Histoplasma (importiert aus Endemie- Gebieten) • **Würmer:** Echinococcus, Strongyloides, Ascariden (selten)
Di	• **Anamnese:** Hinweise auf die Ätiologie • **Klinische Zeichen:** Husten, Brustschmerz, vermehrter, purulenter Auswurf, ggf. Hämoptyse, Dyspnoe, Tachypnoe (> 20/min), Temperatur > 38,5°C (oder < 36,5°C), typischerweise Fieberbläschen an den Lippen (= rekurrierende HSV Infektion), Kopf- und Gliederschmerzen, Nachtschweiß, Herzfrequenz > 90 Schläge/min, evtl. schwere Kreislaufprobleme • **Bildgebende Verfahren** (Rö, CT): einzelne Knötchen bis große Infiltrate • **Bronchialsekret** (→ S.120): – **Mikroskopie:** Zytologie (> 25 Granulozyten pro Gesichtsfeld bei 100-facher Objektiv-Vergrößerung), mikroskopischer Keimnachweis – **Kultur** – **Antigennachweis:** Influenzaviren (A + B) • **Blutuntersuchung** (→ S.121): – **Blutbild:** Leukozytose (> 12 000/mm^3) – **Kultur** • **Urin** (→ S.122): Antigen von Legionella und Pneumokokken (Schnelldiagnose)
Th	**Antiinfektiöse Therapie** (laut Empfehlungen der Paul-Ehrlich-Gesellschaft (PEG): • **Junge Patienten, guter AZ, keine Komorbidität:** – Ampicillin/Amoxicillin (wirkt nicht gegen Legionellen), evtl. + Makrolid – Chinolone (Levofloxacin, Moxifloxacin)

Th	• **Ältere Patienten** (meist häufige Krankenhausaufenthalte in der Vorgeschichte, daher evtl. Infektion durch gramnegative Stäbchenbakterien): – Cephalosporine der 2. oder 3. Generation – Chinolone (Levofloxacin, Moxifloxacin) • **Bei neurologischen Störungen** (Aspirationsrisiko ↑): Cephalosporine der 3. oder 4. Generation • **MRSA-Infektion:** Linezolid, Daptomycin (nicht Vancomycin) • **Influenza:** Neuraminidase-Inhibitoren (Oseltamivir, Zanamivir)
Prä	Impfung: Pneumokokken (→ S.128), Haemophilus influenzae b , Influenza (→ S.128)

Nosokomial erworbene Pneumonie

Def	Beginn > 48–72 h nach stationärer Aufnahme (bis zu 1 Woche nach Entlassung)
Rf	• Bettlägerigkeit • Bewusstlosigkeit • Muskelschwäche • Alter • Aspiration • Lungenembolie • Sepsis • Abwehrschwäche • Raucher • Alkoholkonsum • Diabetes • Herzinsuffizienz • Neutropenie • Künstliche Beatmung (VAP = "ventilator associated pneumonia")
Err	• **Bakterien:** Enterobacteriaceae (Klebsiella pneumoniae, E. coli, Enterobacter aerogenes), Pseudomonas aeruginosa, Acinetobacter baumannii, Stenotrophomonas maltophilia, Legionella pneumophila, Haemophilus influenzae, Staph. aureus (Vorsicht: hMRSA und cMRSA ⇒ abszedierende Pneumonie!), Streptococcus pneumoniae, Chlamydophila (Chlamydia) pneumoniae, Mycoplasma pneumoniae • **Viren:** Influenza (oft sekund. Infektion mit Bakterien, speziell Staph. aureus), CMV • **Pilze:** Aspergillus fumigatus, Pneumocystis jiroveci, Zygomyzeten bei Neutropenie, selten: Candida spp.
Di	• **Klinische Zeichen:** siehe schwere, ambulant erworbene Pneumonie (→ S.25) • **Bildgebende Verfahren:** Röntgen, CT, MRT • **Blutuntersuchung** (→ S.121): – **Blutgasanalyse:** Hypoxie, Hyperkapnie – **Blutbild, klinische Chemie:** Leukozytose, CRP ↑, Procalcitonin ↑, Fe-Spiegel ↓, evtl. D-Dimere ↑ nach Aktivierung des Gerinnungssystems (z.B. bei Lungenembolie) – **Kultur** (mit Antibiogramm), – **PCR:** diverse Bakterien und Pilze (→ Speziallabor) – **Antikörpernachweis:** Legionella, Mycoplasma, Chlamydia, Influenza – **Antigennachweis:** Aspergillus, pp65 (Antigennachweis von CMV in Leukozyten) • **Sputum, besser BAL oder Trachelasekret** (→ S.120): – **Mikroskopie** – **Kultur** (mit Antibiogramm), – **Antigennachweis:** Pneumocystis, Influenza – **PCR:** Mycoplasma, Pneumocystis, Influenza, CMV (→ Speziallabor) • **Urinuntersuchung** (→ S.122): Antigennachweis von Legionella

Th	• **Allgemein:** pflegerische Maßnahmen, O_2-Gabe, Kreislaufstabilisierung • **Kalkulierte antiinfektiöse Therapie** (an Pseudomonas denken!) – Imipenem – Piperacillin + Tazobactam – Cefotaxim – Levofloxacin – Evtl. auch Kombination mit Clarithromycin – Ggf. nach Diagnose deeskalieren • **Gezielte antiinfektiöse Therapie** – **Enterobacteriaceae:** Imipenem, Piperacillin + Tazobactam, Cefotaxim, Levofloxacin, Ciprofloxacin (ESBL-Bildner: Imipenem, Ertapenem) – **Pseudomonas:** Imipenem, Ciprofloxacin, Levofloxacin, Ceftazidim – **Acinetobacter:** Piperacillin + Tazobactam, Cefotaxim, Imipenem, Levofloxacin (Resistenzmuster beachten!) – **Stenotrophomonas:** Cotrimoxazol – **Haemophilus:** Amoxicillin, Moxifloxacin, Levofloxacin – **Staph. aureus:** Flucloxacillin, Amoxicillin, Levofloxacin, Moxifloxacin – **MRSA:** Linezolid – **Streptococcus pneumoniae:** Penicillin (hochdosiert → 5 Mio. IE mehrmals tägl.), Amoxicillin, Piperacillin + Tazobactam, Levofloxacin, Moxifloxacin – **Legionella:** Levofloxacin, Moxifloxacin, Clarithromycin – **Chlamydia, Mycoplasma:** Clarithromycin, Levofloxacin, Moxifloxacin – **Aspergillus:** Voriconazol, Posaconazol, Caspofungin, liposomales Amphotericin B – **Pneumocystis:** Cotrimoxazol, ggf. antiparasitäre Medikamente (Pentamidin: Inhalation oder oral; Atovaquon oral), Antimykotika (Caspofungin, Micafungin) – **Cytomegalie-Virus:** Gancyclovir, Foscarnet (Die Dauer der Antibiotikatherapie lässt sich mithilfe des Serumspiegels von Procalcitonin steuern → S. 46)
Prä	• Hygienische Maßnahmen • Oberkörperhochlagerung • Meldepflicht bei gehäuftem Auftreten u. bei multiresistenten Keimen (→ S.119) • Bei Neutropenie ggf. prophylaktisch Posaconazol (senkt Inzidenz der Aspergillose)

1.5.7 Lungentuberkulose

Def	Der häufigste, primäre Manifestationsort einer Tuberkulose ist die Lunge
Ko	• Bei Europäern meist blander Verlauf, Lokalisation meist nur im Parenchym • Bei Fortschreiten kann Infektionsherd Anschluss an die Bronchien erhalten ⇒ Bakterien können nach außen gelangen ⇒ offene (= ansteckende) Tbc • Disseminierung in verschiedene andere Organe (Niere, Meningen, Haut, Knochen) droht v.a. bei Abwehrschwäche
Err	Mycobacterium tuberculosis, seltener M. africanum, M. bovis, M. microti; atypische Mykobakterien: bei Abwehrschwäche, z.B. AIDS

Di	• **Klinische Zeichen:** schleichender Beginn mit Fieber, Nachtschweiß, evtl. Gewichtsabnahme, später: Husten mit blutigem Auswurf (bei offener Tbc) • **Röntgen:** je nach Stadium der Infektion des Lungenparenchyms; Hiluslymphknotenvergrößerung, im Spätstadium evtl. mit Verkalkungen • **Sputum** (→ S.120): – **Mikroskopie:** schneller Nachweis bei offener Tuberkulose durch M. tuberculosis (Ziehl-Neelsen-Färbung oder Auraminfärbung) – **PCR** (atypische Mykobakterien sind nicht mit allen PCR-Tests erkennbar) – **Kultur:** Nachweis dauert einige Wochen; bei atypischen Mykobakterien kann die Zeit bis zu einer positiven Kultur kürzer oder länger sein – **Resistenzbestimmung:** zu Beginn und ggf. bei Therapieversagen (Resistenzen v.a. bei Immigranten); bei atypischen Mykobakterien stark abweichendes Antibiogramm im Vergleich zu M. tuberculosis • **Mendel-Mantoux-Hauttest** (nicht immer zuverlässig) • **ELISPOT-Technik:** Nachweis von zirkulierenden spezifischen T-Lymphozyten im Blut (kann zwischen M. tuberculosis und M. bovis unterscheiden) • **Histologie:** granulomatöse Herde mit säurefesten Stäbchen
Th	• **Kombinationstherapie** - abhängig von Erreger und Krankheitsstadium, z.B. bei Infektion mit M. tuberculosis: initial für 2 Monate täglich INH + Rifampicin + Pyrazinamid + Streptomycin oder Ethambutol, dann täglich INH + Rifampicin • **Infektion mit atypischen Mykobakterien:** andere Kombinationen, z.B. Chinolone (Levofloxacin, Moxifloxacin)

1.5.8 Lungenabszess

Def	• Durch Besiedelung von vorgeschädigten Arealen (durch tumoröse, traumatische, hämorrhagische oder infektiöse Noxen) können Bakterien eitrige Infektionen hervorrufen (evtl. mit Anschluss an das Bronchialsystem) • DD: Echinococcus-Zyste	
Rf	• 50%: Pneumonie (→ S.23) bzw. eitrige Bronchitis (→ S.21) • Hämatogene Streuung	• Mediastinitis • Bronchogene Erregeraufnahme, z.B. durch Aspiration
Err	• Staphyloccous aureus (cMRSA!) • Streptokokken	• Pseudomonas aeruginosa • Anaerobier
Di	• **Klinische Zeichen:** schweres Krankheitsbild mit Fieber, Schüttelfrost, Dyspnoe, Husten • **CT:** solide Raumforderung • **Trachealsekret** (→ S. 120; enthält Erreger bei Anschluss an das Bronchialsystem): Mikroskopie, Kultur (auf Anaerobier achten!) • **Ggf. Feinnadelbiopsie** (CT-gesteuert)	
Th	• **Kalkulierte antibiotische Therapie** – Imipenem – Cefotaxim + Metronidazol – Levofloxacin + Metronidazol • **Staphylokokken- und Streptokokkeninfektion:** Linezolid • **Ggf. chirurgische Resektion**	

1.5.9 Pleuritis, parapneumonischer Pleuraerguss, Pleuraempyem

Def	• Rippenfellentzündung • DD: karzinomatöse Pleuritis
Rf	• Pneumonie (→ S.23) ⇒ parapneumonischer Pleuraerguss • Abdominelle Entzündungen (können eine basale Pleuritis hervorrufen)
Ko	Zunächst exsudatives Stadium mit Ansammlung von fibrinhaltiger oder hämorrhagischer Flüssigkeit in der Pleurahöhle ⇒ ggf. Einwanderung von Granulozyten ⇒ eitriger Erguss (Pleuraempyem); gelegentlich können Eiterbildungen durch Fistelbildung drainieren; wenn keine Drainage erfolgt: Organisation durch Einwanderung von Fibroblasten ⇒ ggf. Ausbildung narbiger Strikturen und Adhäsionen der Lungenflügel an die Pleura ⇒ ggf. Verkalkungen bis zum konstriktiven Panzer ⇒ Beeinträchtigung der Verschieblichkeit der Lunge und der Lungenfunktion
Err	• **Viren:** Enteroviren, speziell Coxsackie-B-Viren • **Bakterien:** Streptokokken, Staphylokokken, Haemophilus, Enterobacteriaceae, Anaerobier, Mycobacterium tuberculosis, Mycoplasma
Di	• **Klinische Zeichen:** Dyspnoe, atemabhängige Schmerzen (Pleurodynie), Perkussion u. Auskultation: Pleurareiben, abgeschwächtes oder fehlendes AG, Stimmfremitus • **Bildgebung:** Röntgen (homogene Verschattung des costophrenischen Winkels bei Flüssigkeitsmengen > 100–200 ml), Sonographie (echofreie Areale ab 50 ml) • **Ggf. Pleurapunktion** (→ S.121): Mikroskopie, Kultur, chemische Analyse (ein Exsudat ist sehr eiweißreich; enthält LDH), Zytologie (Leukozytose bei infektiöser Genese)
Th	• **Flüssigkeitsdrainage** • **Ggf. fibrinolytische Therapie** mit Streptokinase bzw. Urokinase • **Antibiotische Therapie bei gleichzeitiger Pneumonie** – Amoxicillin + Clavulansäure – Moxifloxacin, Levofloxacin – Cephalosporine der 2. Generation

1.6 Magen-Darm-Trakt

1.6.1 Gastritis, Peptisches Ulcus

Def	• Übermäßige Produktion von Säure durch die Belegzellen (Parietalzellen) des Magenepithels fördert Infektion mit Helicobacter pylori (H.p.) ⇒ chronisch entzündliche Reaktion der Schleimhäute (Gastritis) • Infektion bleibt oft lebenslang symptomlos • H.p. fördert Salzsäureproduktion durch die Belegzellen ⇒ Schleimhautschädigung ↑↑ ⇒ ggf. Entwicklung eines Ulcus
Rf	• Rauchen • Alkohol
Ko	• Blutung • Perforation • Selten: Entwicklung eines MALT-Lymphoms oder Adenocarcinoms
Err	• Helicobacter pylori • Selten: Helicobacter heilmannii
Di	• **Atemtest** • **Biopsie** (→ S.122): Kultur, Resistenzbestimmung, Ureasenachweis, ggf. PCR • **Stuhluntersuchung** (→ S.122): Antigennachweis

Th	**Tripple oder Quadruple Therapie:** Protonenpumpeninhibitor + Clarithromycin/Azithromycin + Metronidazol **oder** + Clarithromycin/Azithromycin + Metronidazol + Amoxicillin

1.6.2 Enteritis, Gastroenteritis, Enterocolitis

Def	Entzündung der Schleimhaut von Dünndarm (Enteritis), Magen und Dünndarm (Gastroenteritis) bzw. Dünn- und Dickdarm (Enterocolitis)
Rf	• Epidemien • Schlechte hygienische Verhältnisse • Alter (wenig Magensäure) • Therapie mit Protonenpumpeninhibit.
Ko	• Massiver Wasser- und Elektrolytverlust (Exsikkose) • Postinfektiös ggf. persistierende Darmfunktionsstörungen • Reaktive Arthritis (→ S.59)
Err	• **Infektion** – **Viren:** Noroviren, Adenoviren (Mastadenovirus Typ 40, 41), Rotaviren – **Bakt.:** Salmonella enterica (> 1500 Serovarietäten; am häufigsten Enteritidis, Typhimurium), Campylobacter jejuni, Yersinia enterocolitica, E. coli (EHEC, ETEC, EPEC), Shigella spp., Clostr. difficile, Plesiomonas, Vibrio cholerae/parahaemolyticus – **Protozoen:** Giardia lamblia, Entamoeba histolytica, Cryptosporidium, Balantidium coli, Plasmodium falciparum (!) – **Pilze:** Candida spp. (deren Rolle wird oft überschätzt) – **Würmer:** Enterobius vermicularis, Taenia saginata, seltener Taenia solium, Ascaris lumbricoides, selten importierte Wurmkrankheiten • **Intoxikation:** Staph. aureus, Clostridium perfringens/botulinum, Bacillus cereus
Di	• **Klinische Zeichen:** Übelkeit, Erbrechen, Fieber (fehlt bei einigen Erregern); typisch für Typhus: relative Bradykardie, bei Ruhr: schwere Tenesmen; Durchfälle sind je nach Erreger von unterschiedlicher Konsistenz (Übergänge sind möglich): – **wässrig (trüb):** Vibrio cholerae, ETEC – **blutig:** Shigella, EHEC, Entamoeba, selten Salmonella – **schleimig:** Cl. difficile, EPEC – **breiig:** diverse Bakterien und Viren • **Stuhluntersuchung** (→ S.122): Mikroskopie/Kultur (→ Parasiten, Wurmeier) • **Blutuntersuchung** (→ S.121): – **Evtl. Kultur** – **Ggf. Blutausstrich** bei Hinweis auf Malaria – **Antikörpernachweis:** manche Erreger (Salmonella, Yersinia, Entamoeba, Plasmodium); positiver Nachweis meist erst nach abgelaufener Erkrankung
Th	• **Orale Rehydratation** (z.B. Salzstangen, gesüßte Getränke, ausgewogene Trinklsg.) • **Ggf. parenterale Ernährung und Flüssigkeitsbilanzierung** • **Antiinfektiva** – **Bakterielle Genese:** Chinolone, z.B. Ciprofloxacin (→ v.a. enterale Ausscheidung) – **Amöben und Lamblien:** Metronidazol – **Rundwürmer:** Pyrantel (evtl. Pyrvinium) – **Bandwürmer:** Mebendazol, Niclosamid
Prä	• Penible Lebensmittelhygiene • Kühlkette beachten • Hände- und Flächendesinfektion • Ggf. Mundschutz (bei Noroviren)

1.6.3	Appendizitis, Typhlitis, Pseudoappendizitis
Def	• Entzündung der Appendix vermiformis (sog. "Blinddarmentzündung"); ausgelöst durch die lokale Darmflora • Pseudoappendizitis = Infektion der mesenterialen Lymphknoten; klinisch ähnlich der Appendizitis
Ko	Ausdehnung auf Umgebung bis hin zur Perityphlitis und Peritonitis (→ S.33)
Err	• **Appendizitis:** meist vergrünende Streptokokken, auch andere Keime der lokalen Darmflora (oft Mischinfektion) • **Pseudoappendizitis:** Yersinia enterocolitica/pseudotuberculosis, Parvovirus B19
Di	• **Klin. Zeichen:** uncharakt. Beginn mit Übelkeit, Erbrechen, diffuse Bauchschmerzen, Druckschmerz über McBurney-Punkt, später: Abwehrschmerzen der Bauchmuskeln (typisch: Loslaßschmerz im re. Unterbauch = Blumberg`sches Zeichen), Fieber (axillo-rektale Temperaturdifferenz); im hohen Alter: oft uncharakt. und subakuter Verlauf • **Blutuntersuchung:** Blutbild/klinische Chemie (Leukozytose, BSG und CRP ↑) • **Sonographie:** Wandödem, Dilatation des Lumens
Th	• **Chirurgische Intervention** • **Unterstützende Antibiotikatherapie** – Amoxicillin + Clavulansäure – Besser: Ceftriaxon + Metronidazol – Ciprofloxacin + Metronidazol – Ggf. Imipenem oder Tigecyclin

1.6.4	Divertikulitis
Def	• Entzündung eines Divertikels der Darmschleimhaut • Meistens im Dickdarm (v.a. im Sigmabereich)
Rf	• Divertikulose durch Schwäche der Darmmuskulatur • Ballaststoffarme Ernährung • Bewegungsmangel
Ko	• Übergreifen der Entzündung auf die Umgebung • Perforation mit Peritonitis (→ S.33) • Spätkomplikation: Stenose
Err	Meist Mischinfektion durch diverse Bakterien der Darmflora (Enterobacteriazeae, Enterokokken, vergrünende Streptokokken, Anaerobier)
Di	• **Klinische Zeichen:** Bauchschmerzen, v.a. im linken Unterbauch („Links-appendizitis"), evtl. tastbarer walzenartiger Tumor, Abwehrspannung bei Peritonitis, evtl. Diarrhoe, evtl. im Wechsel mit Obstipation bis hin zur Ileussymptomatik, später Stenosen- oder Fistelbildung • **Koloskopie** • **Bildgebende Verfahren:** Sonographie, Röntgen, CT (ggf. freie Luft im Bauchraum!) • **Blutuntersuchung:** Blutbild/klinische Chemie (Leukozytose, CRP-Erhöhung)
Th	• **Konservative Ther.:** (bei unkomplizierter Divertikulitis): Bettruhe, Nahrungskarenz/ballaststoffarme Schonkost in der akuten Phase; später ballaststoffreiche Kost • **Antibiotische Therapie** – Ceftriaxon + Metronidazol (Cave: Enterokokkenlücke) – Metronidazol + Cotrimoxazol/Chinolon (Ciprofloxacin, Levofloxacin) • **Ggf. chirurgische Intervention:** bei Komplikationen wie z.B. Perforation
Prä	Faserreiche Kost zur Stuhlregulation

1.6.5 CDAD (Clostridium difficile-associated diarrhea)

Def	• Pseudomembranöse Colitis durch Clostridium difficile • Schleimhautschädigung durch Toxin A und B des Erregers • Meist nosokomiale Infektion (möglich ist auch eine ambulante Erkrankung, auch bei jungen Patienten) • Infektionsdosis ist extrem niedrig (ca. 100 Keime)
Rf	• **Z.n. Antibiotikatherapie** (Clindamycin, Ampicillin, Amoxicillin, Ceftriaxon, Chinolone, v.a. Ciprofloxacin, Moxifloxacin) ⇒ Zerstörung der Dickdarmflora (möglich jedoch auch ohne Antibiotikatherapie in der Vorgeschichte) • **Fehlen der schützenden Magensäure** (z.B. im Alter und bei Gabe von Protonenpumpeninhibitoren) ⇒ oral aufgenommene Bakteriensporen gelangen leichter in den Dickdarm
Ko	In schweren Fällen: Schock, Kolonperforation, Megakolon
Err	Toxinbildende Stämme von Clostridium difficile • Meistens durch Stämme des Ribotyp 01 und 106 • Die gefährlichsten sind Stämme des Ribotyp 027 (produzieren mehr Toxin)
Di	• **Klinische Zeichen:** Störung des Allgemeinbefindens, Bauchkrämpfe, Diarrhoe, z.T. blutige Stühle • **Koloskopie:** ödematöse, leicht verletzliche Schleimhaut mit gelblichen Plauques • **Stuhluntersuchung** (→ S.122): – **ELISA:** Nachweis von Toxin A und B – **Kultureller Erregernachweis:** gelingt nicht in allen Fällen, ist auch nicht immer erforderlich, jedoch für die Typisierung und Erkennung von epidemiologischen Zusammenhängen sinnvoll – Positiver Nachweis von Toxinen oder Bakterien bedeutet nicht zwingend einen pathologischen Befund!
Th	• **Allgemein:** – Absetzen der kausalen Antibiotikatherapie (wenn möglich) – Ausgleich des Elektrolytverlusts – Probiotika – Kontraindiziert: Loperamid • **Therapeutische antibiotische Therapie** – Metronidazol oral = Mittel der 1. Wahl (alternativ i.v.; wirkt jedoch bei starker ödematöser Schwellung der Darmschleimhaut nicht sicher, da die Substanz schlecht in die betroffenen Areale penetriert) – Vancomycin oral (ggf. auch peranal) – Tigecyclin + Linezolid
Prä	• Strikte Isolation des Erkrankten verhindert Ausbreitung im Krankenhaus • Flächendesinfektion mit sauerstoffabspaltendem Mittel (Dismozon®, Perform®) • Händewaschen und Händedesinfektion mit alkoholischen Mitteln • Bei der Auswahl von Antibiotika an Kollateralschäden denken! (v.a. bei Antibiotika mit breitem Wirkspektrum, die über Galle und Darm ausgeschieden werden)

1.6.6 Nekrotisierende Enterocolitis (NEC)

Def	Ischämie des Darms mit schwerem, septisch-toxischem Schockzustand
Rf	• Unreife Frühgeborene • V.a. nach intrapartalem Kreislaufkollaps ⇒ Minderdurchblutung und Hypoxie des Darmes ⇒ Permeabilitätsstörung ⇒ begünstigt Durchwanderung von Bakterien • Auch wenig pathogene Keime der Normalflora können dann bei der Erstbesiedelung überhandnehmen und eine NEC auslösen
Err	• Koagulasenegative Staphylokokken • Anaerobier (Clostridien, Bacteroides) • Andere Bakterien
Di	• **Klinische Zeichen:** initial galliges Erbrechen, blutig-schleimige Stühle, geblähtes Abdomen, später (bei bakterieller Durchwanderung der Darmwand) Abwehrspannung, Sepsis (→ S.45) • **Blutuntersuchung:** Blutbild/klinische Chemie (Leukozytose mit Linksverschiebung, CRP ↑, metabolische Azidose) • **Röntgen (Abdomenübersicht):** Spiegelbildungen (→ Ileus), Pneumatosis der betroffenen Darmschlingen, bei Perforation freie Luft unter dem Zwerchfell • **Sonographie:** verdickte Darmwände, freie Flüssigkeit im Abdomen, im fortgeschrittenen Stadium auch Luft unter dem Zwerchfell • Engmaschige Kontrollen wegen der raschen Entwicklung!
Th	• **Chirurgische Intervention** (v.a. bei Perforation) • **Volumensubstitution** • **Antibiotikatherapie:** z.B. Imipenem oder Ceftriaxon

1.6.7 Peritonitis

Def	Zirkumskripte oder diffuse Entzündung des Bauchfells, anfangs serös, dann evtl. fibrinös und eitrig • **Primäre Peritonitis** – im Kindesalter: durch hämatogene Aussaat – im Erwachsenenalter: spontane bakterielle Peritonitis, tuberkulöse Peritonitis • **Sekundäre Peritonitis:** nach Darmperforation, Trauma, OP • **Tertiäre Peritonitis:** durch mehr od. weniger pathogene Keime bei Immunschwäche • **Quartäre Peritonitis:** iatrogene Infektion (katheterassoziierte Entzündung, intraabdomineller Abszess, z.B. im Douglas`schen Raum)
Err	• **Meist Mischinfektion der Darmflora** • **Bakterien:** Enterobacteriazeae (E. coli, Klebsiella, Proteus, Enterobacter), Pseudomonas, Enterokokken, Streptokokken, bei primärer Peritonitis im Kindesalter: Pneumokokken, anaerobe gramneg. Stäbchen (Bacteroides, Porphyromonas, Prevotella) • **Pilze:** Candida spp. als Komplikation einer sekundären u. tertiären Peritonitis

Rf	• Trauma, OP • Vaskuläre Störungen • Entzündungen, z.B. Magen (→ S.29), Appendix (→ S.31), Divertikeln (→ S.31) • Chronisch ambulatorische Peritonealdialyse (CAPD): Infektion von außen durch Haut- bzw. Umweltkeime • Infektion mit darmpathogenen Keimen (z.B. Salmonella enterica Typhi bzw. anderen Serovarietäten, Shigella, enteroinvasive E. coli, Entamoeba histolytica) kann zu einer Perforation der Darmwand führen (→ S.30)
Ko	• Mitbeteiligung anderer abdomineller Organe, z.B. Pankreas (→ S.37) • Verklebungen, später Bridenbildung ⇒ ggf. Ileus
Di	• **Klin. Zeichen:** Schmerz („akutes Abdomen") mit reflektorischer Abwehrspannung, Übelkeit, Erbrechen, Fieber, ggf. Schock, Darmparalyse (schwerwiegendes Zeichen!) • **Blutuntersuchung:** Blutbild/klinische Chemie (Leukozytose, CRP/Procalcitonin ↑) • **Sonographie:** Verdickungen der Darmwände durch Entzündung und Fibrinauflagerungen, Flüssigkeitssequestration, evtl. freie Luft • **Bildgebende Verfahren:** Röntgen (Abdomenleeraufnahme: Ileus ⇒ Spiegelbildung, ggf. freie Luft), CT (v.a. zur Abklärung der postoperativen Peritonitis) • **Laparotomie** (ultima ratio) mit Materialgewinnung für mikrobiologische Untersuchungen (Mikroskopie und Kultur)
Th	• **Primäre und CAPD-Peritonitis:** Antibiotikatherapie über mindestens 7d mit – Ertapenem – Tigecyclin – Ceftriaxon + Metronidazol – Ciprofloxacin/Levofloxacin + Metronidazol • **Andere Peritonitisformen** – **Chirurg. Herdsanierung** → Beseitigung der Fibrinbeläge, Ableitung der Exsudate – **Antibiotikatherapie:** wie oben, ggf. adaptieren, z.B. beim Nachweis von Enterokokken oder Pseudomonas – **Bei Hefepilzbefall:** * **Candida albicans** (dominierend): Fluconazol, Echinocandine * **Nicht-Albicansarten** (z.B. C. glabrata und C. krusei): Echinocandine

1.6.8 Hepatitis

Def	Leberentzündung (herdförmig oder diffus) mit Leberzellschädigung oder -zerfall • **Hepatitis A:** Lebensmittelinfekt. (Sea Food, v.a. Muscheln); Inkubationszeit 4–6 W. • **Hepatitis B und C:** Übertragung durch Blut (z.B. durch Transfusion, Drogenabusus, Mutter-Kind) und Geschlechtsverkehr; Inkubationszeit 8–12 W. (Hep. B) bzw. 3 M. oder länger (Hep. C) • **Hepatitis D:** nur bei gleichzeitiger Infektion mit Hepatitis B • **Hepatitis E:** nur in tropischen Ländern • **Andere Erreger:** können bei system. Infektion eine Begleithepatitis auslösen (s.u.)
Ko	• Meistens heilen die viralen Hepatitiden nach einer akuten Phase aus • Chronische Verläufe mit fibrotischem Umbau des Leberparenchyms und Zirrhose bei Hepatitis-B-,- C- und -D-Infektionen • Primäres Leberzellkarzinom bei chronischer Hepatitis-B-Infektion (v.a. bei gleichzeitigen anderen Noxen, z.B. Mykotoxine) • Hepatorenales Syndrom

Err	• **Spezielle Erreger:** Hepatitis-A,-B-,-C-,-D-,-E-Virus • **Andere Erreger** – **Viren:** CMV, EBV, Gelbfiebervirus, Hantavirus – **Bakterien:** Coxiella burnetii, Brucella spp., Francisella tularensis, Salmonella enterica Typhi, Leptospira icterohaemorrhagiae – **Protozoen:** Entamoeba histolytica, Leishmania donovani – **Würmer:** Schistosoma spp., Echinococcus spp.
Di	• **Klinische Zeichen:** Appetitverlust, schlechtes Allgemeinbefinden, Sklerenikterus, generalisierter Ikterus oder anikterischer Verlauf, Hepatomegalie • **Blutuntersuchung** (→ S.121): – **Klinische Chemie:** Erhöhung von Bilirubin, Transaminasen (v.a. ALT) – **Antikörpernachweis** (ELISA, Immunoblot); bei Hepatitis C erfolgt eine Serokonversion oft erst nach Monaten – **PCR:** zur Ermittlung der Viruslast (z.B. zur Therapiekontrolle) und zur Genotypisierung (⇒ Prognosewertung) • **Evtl. Histologie:** zum Nachweis von Leberveränderungen
Th	• **Virale Hepatitis** – **Antivirale Therapie:** meist nicht nötig/nicht möglich – **Chronische Hepatitis B:** PEG-Interferon + Nukleosidanalogon – **Chronische fortschreitende Hepatitis C:** PEG-Interferon + Ribavirin • **Bakterielle oder parasitäre Infektionen (selten):** antimikrobielle Therapie
Prä	• **Hepatitis-A-Impfung** (→ S.129): für alle Personen < 60 Jahren vor Reisen in subtropische / tropische Länder; ältere Personen haben die Infektion meist durchgemacht und sind vermutlich immun • **Hepatitis B-Impfung** (→ S.129): möglichst schon im Kindesalter; schützt mit ≥ 90%iger Wahrscheinlichkeit (Non responder sind jedoch möglich); ggf. Überprüfung des Impferfolgs

1.6.9 Cholangitis, Cholezystitis

Def	• Ödematöse oder eitrige Entzündung der intra- und extrahepatischen Gallenwege • Oft mit Beteiligung der Gallenblase
Rf	• Gallestau (durch obstruierende Gallensteine, Pankreaskopftumor oder Ascaris lumbricoides in der Papilla vateri) ⇒ aszendierende Infektion • Seltener: deszendierende Infektion durch Erreger, die sich in der Leber vermehrt haben (z.B. Salmonella enterica)
Ko	• Chronisches Trägerstadium, wenn die Erreger längerfristig die Gallenwege kolonisieren (ohne immer eine Entzündung zu verursachen) ⇒ Patient wird zum Dauerausscheider • Fibrotisch-sklerosierende Reaktion in den entzündeten Gallenwegen bei langer anhaltender Infektion
Err	• **Keime der Darmflora:** z.B. Enterobacteriaceae (speziell E. coli, Klebsiella, Proteus, Salmonella), Enterokokken, vergrünende Streptokokken, Pseudomonas, Anaerobier • **Pilze:** Candida spp.

Di
- **Klinische Zeichen:** intermittierendes Fieber, Ikterus, örtliche Schmerzen, die in die rechte Schulter ausstrahlen, Erbrechen
- **Blutuntersuchung** (→ S.121): Kultur (häufig septische Ausbreitung)
- **Endoskopisch gewonnene Gallenflüssigkeit/Punktat**(→ S.122): Mikroskopie, Kultur

Th
- **Beseitigung der primären Ursache,** z.B. der Cholelithiasis
- **Antiinfektiöse Therapie**
  - Cephalosporin, 3. Gen. (v.a. Ceftriaxon: wird über die Galle ausgeschieden)
  - Ciprofloxacin
  - Tygecyclin (wirkt auch bei multiresistenten Hospitalkeimen, z.B. VRE, ESBL)
  - Imipenem bei Pseudomonasbeteiligung
  - Echinocandine, Fluconazol bei Candida-Infektion
  - Wenn Non-albicans Arten (z.B. C. glabrata) im Hospital dominieren: Echinocandine

1.6.10 Leberabszess

Def Intrahepatischer Abszess (bei Amoebenabszess liegt der Herd meist subphrenisch)

Rf
- Cholangitis ⇒ aszendierende Infektion (→ S.35)
- Fortleitung einer Infektion über das Pfortadersystem
- Sepsis (→ S.45)

Err
- **Bakterien:** Enterobacteriaceae, Pseudomonas aeruginosa, Enterokokken, Anaerobier
- **Protozoen:** Entamoeba histolytica

Di
- **Klinische Zeichen:** leichter Ikterus, Leberschwellung, Druckschmerz
- **Bildgebende Verfahren:** Sonographie, CT, MRT, Angiographie
- **Blutuntersuchung:** klinische Chemie (geringe Transaminasenerhöhung, CRP ↑)

Th
- **Chirurgische Intervention:** z.B. Drainage
- **Kalkulierte antibiotische Therapie**
  - Amoxicillin + Clavulansäure
  - Imipenem
  - Ceftriaxon + Metronidazol
  - Tigecyclin
- **Amöbeninfektion:** Metronidazol

1.6.11 Leberzyste

Def Flüssigkeitsgefüllter, abgegrenzter Herd

Rf Vor Jahren durchgemachte Infektion mit Taenia solium (Schweinebandwurm) oder mit Echinococcus granulosus/multilocularis

Err Larvenstadium von Taenia solium (Zystizerkose) bzw. Echinococcus granulosus und multilocularis

Di
- **Klinische Zeichen:** erst im Spätstadium, z.B. bei Kompression des Gallengangs, Cholangitis, Ikterus; ggf. fokalneurologische Ausfälle bei Befall des ZNS (→ S.11)
- **Blutuntersuchung** (→ S.121):
  - **Blutbild:** Eosinophilie
  - **Antikörpernachweis:** Taenia solium, Echinococcus
- **Bildgebende Verfahren:** Sonographie, CT, MRT, Angiographie ⇒ Veränderungen in der Leber, evtl. mit Verkalkungen

Th	• **Zystizerkose** – Chirurgische Intervention – Zusätzlich Praziquantel – Evtl. plus Kortison	• **Echinokokkose** – Wenn möglich komplette chirurgische Extirpation – Zusätzlich Mebendazol
Prä	• **Echinokokkose:** regelmäßige Wurmkuren der Hunde • **Zystizerkose:** kein rohes Fleisch essen oder zumindest das Fleisch vorher in der Kühltruhe einfrieren (-18°C) und auftauen	

1.6.12 Hepatosplenomegalie

Def	Gleichzeitige Vergrößerung von Leber und Milz
Rf	• Schwere septische Infektionen (→ S.45) mit Zellzerfall ⇒ spodogene Tumorbildung • Einige Erreger können sich nach septischer Ausbreitung im RES der Organe vermehren
Err	• **Bakterien:** Salmonella enterica Serovar Typhi (beim älteren Menschen auch andere Serovarietäten), Brucella spp. • **Protozoen:** Leishmania donovani (Kala Azar), Plasmodium falciparum • **Viren:** im Rahmen viraler Infektionen, z.B. durch Epstein-Barr-Virus
Di	• **Anamnese:** Reiseanamnese, Fragen nach Ernährungsgewohnheiten – Brucella: Ziegenkäse – Salmonella: rohe Eier, Hühner-, Schweine- oder Rindfleisch, Wurst • **Klinische Zeichen:** Fieberschübe, tastbare/perkutierbare Hepatosplenomegalie • **Bildgebende Verfahren:** Sonographie, CT, MRT • **Blutuntersuchung** (→ S.121): – **Blutbild:** Anämie, Neutropenie, Thrombozytopenie – **Ausstrich:** Nachweis von intraerythrozytären Plasmodien – **Kultur** – **Antikörpernachweis:** Leishmania, Brucella, Salmonella, EBV • **Knochenmarkpunktion** (→ S.122): histologischer Nachweis von Leishmanien
Th	• **Sepsis:** Erregerspezifische antibiotische Therapie • **Salmonella:** – Ciprofloxacin – Ceftriaxon • **Brucella:** – Doxycyclin über mehrere Wochen – Ggf. kombiniert mit Rifampicin • **Malaria:** – Atovaquon + Proguanil – Ggf. Chloroquin oder Chinin • **Leishmania:** – Liposomales Amphotericin B – Miltefosin – Ggf. Pentamidin und 5-wertiges Antimon
Prä	• **Brucellose, Salmonellose:** Speisen erhitzen • **Leishmaniose:** Mückenschutz • **Malaria:** Expositionsprophylaxe (Mückenschutz) bzw. Chemoprophylaxe

1.6.13 Pankreatitis, Pankreasabszess

Def	• Entzündung der Bauchspeicheldrüse • Akute und chronische Verläufe möglich (Verlauf ist nicht primär prognostizierbar) • Ausprägung und Konsequenzen können deutlich variieren

Rf	• **Nichtinfektiöse Genese** (90% der Fälle): – Starker Alkoholabusus – Gallensteine • **Weitere Ursachen:** – Vaskuläre Faktoren (v.a. bei Patienten > 55 Jahre) – Stumpfe Bauchtraumen – Virusinfektionen (Mumpsviren, ECHO-Viren) – Ascaris lumbricoides (Blockade der Papilla vateri durch adulte Würmer)
Ko	• Mitbeteiligung der Umgebung des Pankreas ⇒ z.B. Entstehung peripankreatischer Fettgewebsnekrosen • Sekundäre Infektion nekrotischer Herde ⇒ Abszess • Beteiligung der Lunge (ARDS)
Err	• **Primäre Infektion der Pankreaszellen:** Mumpsviren, Coxsackie-Viren • **Sekundäre Infektionen von Pankreasnekrosen** – **Bakt.:** Enterobact. (E. coli, Klebsiella spp., Proteus spp., Enterobacter spp., Citrobacter spp.), Pseudomonas aeruginosa, Enterokokken, Staph. aureus, Anaerobier – **Pilze:** Candida spp.
Di	• **Klinische Zeichen:** akute Oberbauchbeschmerzen mit gürtelförmiger Ausstrahlung, Übelkeit, Erbrechen, verminderte Peristaltik • **Blutuntersuchung:** klinische Chemie (Amylase, Lipase und LDH ↑, ggf. endokrine pankreatische Insuffizienz) • **Bildgebung:** Sonographie, CT • **Feinnadelbiopsie** (→ S.122): Probengewinnung für mikroskopischen und kulturellen Erregernachweis
Th	• **Allgemein:** Schmerztherapie, Volumensubstitution, parenterale Ernährung • **Ggf. antiinfektiöse Therapie:** z.B. – Imipenem (gegen Enterobacteriaceae, Enterokokken, Anaerobier, Pseudomonas) – Ggf. selektive Darmdekontamination mit nicht resorbierbaren Aminoglykosiden, Polymyxin B und Amphotericin B – Echinocandine (Anidulafungin, Caspofungin, Micafungin) bei Candida-Infektionen – Fluconazol bei Nachweis von Candida albicans
Prä	Alkoholkonsum reduzieren

1.7 Harnwege

1.7.1 Urethritis

Def	Infektion der Schleimhaut der Harnröhre
Rf	Häufig wechselnde Partner beim Geschlechtsverkehr
Ko	Ausbreitung in tiefere Schichten ⇒ später Bildung von narbigen Strikturen
Err	• **Bakterien:** Chlamydia trachomatis, Mycoplasma hominis, Mycoplasma genitalium, Ureaplasma spp., Neisseria gonorrhoeae, Staphylococcus aureus • **Protozoen:** Trichomonas vaginalis • **Viren:** Herpes-Simplex-Virus (HSV)

Di	• **Anamnese:** Sexualverhalten • **Klinische Zeichen:** örtliche Schmerzen, Brennen, Dysurie, evtl. starke Eiterbildung („Bonjour-Tröpfchen") = Eitertröpfchen am Orificium morgens vor dem ersten Harnlassen) • **Urethralabstrich** (→ S.123): – **Mikroskopie:** * Nativpräparat (sofort nach Abnahme): Nachweis von Trichomonaden * Gramfärbung: eitrige Entzündung durch Gonokokken – **Kultur:** für Anzucht der empfindlichen Gonokokken sofort ein spezielles, selektives Transportmedium (z.B. Gonocult) beimpfen – **PCR** (auch im "first void urine" → S. 122): Chlamydien, Gonokokken, HSV • **Blutuntersuchung** (→ S.121): Antikörper gegen Treponema, HIV
Th	• **Trichomonas:** Metronidazol • **Chlamydia, Mycoplasma, Ureaplasma:** Doxycyclin, Azithromycin • **Neisseria:** Cefotaxim, Spectinomycin • **Staph.:** Cephalosporin der 2. Gen. • **HSV:** Aciclovir
Prä	„Safer Sex"

1.7.2 Akute und chronische Zystitis

Def	Entzündung der Harnblasenschleimhaut, evtl. Beteiligung der Blasenwand
Rf	• Weibliches Geschlecht (v.a. postkoital und während der Schwangerschaft) • Sexuelles Verhalten (z.B. Analverkehr) • Harnsteine • Instrumentelle Manipulationen (Katheterisierung) • Lähmungen
Ko	Bei persistierenden begünstigenden Faktoren: Rezidivgefahr
Err	• **Bakterien:** Escherischia coli, Enterokokken, Proteus, Klebsiella, Pseudomonas • **Pilze:** Candida spp. (meist ist der Candida-Nachweis im Urin nur Zeichen einer Hohlraumbesiedelung und kein behandlungsbedürftiger Befund)
Di	• **Klinische Zeichen:** Pollakisurie, Brennen beim Wasserlassen • **Urinuntersuchung** (→ S.122): – **Kultur** – **Keimzahl (semi-quantitative Bestimmung):** bei > 10^5 Keimen/ml im Morgenurin: v.a. behandlungsbedürftige Infektion – Evtl. Proteinurie, Hämaturie und Leukozyturie – Im Alter häufig Bakterieurie ohne Krankheitswert
Th	• **Cephalosporine**, 3. Generation (z.B. Cefotaxim: wird v.a. renal ausgeschieden): sind in > 90% wirksam, nicht jedoch gegen Enterokokken • **Fosfomycin** als "single shot": wirkt gegen E. coli und Enterokokken • **Ampicillin/Amoxicillin, Cotrimoxazol, Chinolone** (v.a. Levofloxacin), jedoch sind 30–50% der Stämme von E. coli (= häufigster Erreger) resistent • **Therapiedauer:** bei erstmaliger akuter Entzündung 1–3d (Fosfomycin s.o.)
Prä	• Steigerung der Trinkmenge • Ansäuerung des Urins hemmt Vermehrung von Keimen in Hohlräumen • Ggf. Nitrofurantoin zur Langzeitprophylaxe

1.7.3 Akute und chronische Pyelonephritis

Def	Entzündung des Nierenbeckens mit Parenchymbeteiligung
Rf	• Aszension von Erregern aus der der Blase, v.a. – bei mechanischen Abflussstörungen (z.B. Prostatahypertrophie, Lithiasis, anatomische Veränderungen, Schwangerschaft, Lähmungen) – nach instrumentellen urologischen Eingriffen • Ausbreitung von Erregern auf hämatogenem Weg
Ko	• Urosepsis • Bei chronischer Infektion evtl. narbiger Umbau bis zur Schrumpfniere mit renalem Hypertonus
Err	• **Bakt.:** E. coli, Enterokokken, Proteus, Klebsiella, Pseudomonas, selten Anaerobier • **Pilze:** Candida (selten)
Di	• **Klinische Zeichen:** Polyurie, lokaler Druckschmerz, diffuse Rückenschmerzen, Fieber, Schüttelfrost, Klopfschmerz über dem Nierenlager • **Urinuntersuchung** (→ S. 122): – **Kultur** – **Keimzahl** (semi quantitative Bestimmung): bei > 10^5 Keimen/ml im Morgenurin: v.a. behandlungsbedürftige Infektion – Intermittierende Proteinurie, Leukozyturie und Mikrohämaturie
Th	• **Cephalosporine**, 3. Generation (z.B. Cefotaxim: wird v.a. renal ausgeschieden): sind in > 90% wirksam, nicht jedoch gegen Enterokokken • **Fosfomycin** als single shot: wirkt gegen E.coli und Enterokokken • **Ampicillin/Amoxicillin, Cotrimoxazol, Chinolone** (v.a. Levofloxacin), jedoch sind 30-50% der Stämme von E.coli (= häufigster Erreger) resistent • **Therapiedauer:** meistens 7 Tage (Fosfomycin s.o.)

1.7.4 Akute Prostatitis

Def	Bakterielle Entzündung der Prostata
Rf	• Harnwegsinfektion (aufsteigende Entzündung) • Instrumentelle urologische Manipulation, z.B. Harnwegskatheter
Ko	• Akuter Harnverhalt • Sepsis (→ S.45)
Err	E. coli, seltener: Chlamydia trachomatis, Mycoplasma hominis, Ureaplasma urealyticum, Staphylococcus aureus, Gonokokken, sehr selten M. tuberculosis
Di	• **Klin. Zeichen:** starke Schmerzen (↑ bei digital-rektaler Untersuchung), schmerzhafte/ggf. gestörte Blasenentleerung, meist schlechtes Allgemeinbefinden, Fieber • **Blutuntersuchung** (→ S.121): Kultur • **Urinuntersuchung** (→ S.122): Leukozyten im Urin (bzw. im Ejakulat), Kultur • **Transrektale Sonographie:** Ausmaß der entzündlichen Reaktion, Abszesse • **Cave:** Keine Gewinnung von Prostatasekret im akuten Stadium! (drohende Bakteriämie!)
Th	• **Ggf. Harnableitung** • **Kalkulierte antibiotische Therapie** – Levofloxacin/Ciprofloxacin – Doxycyclin – Cotrimoxazol

1.7.5 Chronische Prostatitis

Def	Prostatitisbeschwerden seit > 3 Monaten
Ko	Infertilität
Err	• **Bakterien:** Enterobacteriaceae (v.a. Escherischia coli) = häufigste Erreger • **Pilze:** Cryptococcus neoformans (→ persistierendes Reservoir in der Prostata bei AIDS-Patienten, die eine Kryptokokkose überstanden haben), Coccidioides immitis (nach Reisen in Epidemiegebiete → aride Gebiete von Kalifornien und Nevada, z.B. Death Valley und Las Vegas)
Di	• **Klinische Zeichen:** Schmerzen im Unterleib (hinter dem Schambein), Störungen beim Wasserlassen, Erektions- und Ejakulationsstörungen, Prostatagröße normal oder ↑, ggf. knotig verhärtet • **Prostatasekret** (Gewinnung durch digitale Massage): Leukozyten, Kultur • **Exprimaturin** (nicht Mittelstrahlurin): Leukozyten, Kultur • **Transrektale Sonographie:** evtl. Abszessbildung
Th	• **Kalkulierte antibiotische Therapie** – Levofloxacin/Ciprofloxacin – Doxycyclin – Cotrimoxazol • **Supportive Maßnahmen:** z.B. Hyperthermie

1.8 Gynäkologische Infektionen

1.8.1 Vulvitis

Def	Entzündliche Veränderungen am äußeren Genitale der Frau
Rf	• Tritt oft als Begleitung einer Vaginitis (→ S. 1.8.2) auf (in der Postmenopause kann die Vulvitis die Vaginitis dominieren) • Gelegentlich dehnt sich auch eine Bartholinitis auf die Vulva aus • Schmierinfektion oder sexuelle Übertragung (je nach Erreger)
Err	• **Bakt.:** Staph. aureus, Streptokokken, Enterobact., selten: Haemoph. ducreyi, Trep. pallidum • **Pilze:** Hefepilze (Candida spp.) • **Parasiten:** Phthirus pubis, Scabies • **Viren:** Herpes-Simplex-Virus (v.a. Typ 2), humanes Papilloma-Virus
Di	• **Klinische Zeichen:** Jucken, Brennen, Rötung (kann sich je nach Erreger in Knötchen, Bläschen oder Ulcus weiterentwickeln) • **Gewebeprobe** (→ S.122): Mikroskopie, Kultur, PCR (bei HSV-Infektion incl. Bestimmung des Typs) • **Blutuntersuchung** (→ S.121): Antikörpernachweis
Th	• **Antimikrobielle Therapie** (je nach Ätiologie) • **Scabies, Läuse:** Lindan/Pyrethrum

1.8.2 Vaginitis, Kolpitis

Def	Entzündung der Vagina
Rf	• Veränderung der normalen, protektiven Laktobazillenflora durch übermäßige Reinlichkeit (z.B. häufiges Waschen mit Seife) oder Antibiotikatherapie • Häufig wechselnde Geschlechtspartner (v.a. bei Infektion des Partners) • Schwangerschaft oder Oestrogenbehandlung, z.B. hormonelle Kontrazeption • Genetische Prädisposition ⇒ rekurrierende Infektionen (> 4 pro Jahr)

Err	• **Bakterien** (Aminkolpitis): Gardnerella vaginalis, Mobiluncus spp., Bacteroides spp., Atopobium vaginae • **Pilze:** Candida albicans, C. glabrata • **Protozoen:** Trichomonas vaginalis • **Würmer:** Enterobius vermicularis • **Viren:** Herpes-Simplex-Virus (Typ 2)
Di	• **Klinische Zeichen:** Fluor vaginalis (auffällige Menge, Konsistenz, Farbe, Geruch), pos. Amin-Test (→ Zugabe von 10%iger KOH-Lsg. zum Fluor → fischartiger Geruch) • **Vaginalabstrich** (→ S.123): – **Mikroskopie:** Hefepilze, Trichomonaden, „clue cells" = Plattenepithelzellen, an denen viele Stäbchenbakterien hängen (typisch für Gardnerella) – **Kultur** – **PCR**
Th	• **Vaginalmykose** – **Lokale Therapie:** * Polyene (Amphotericin B, Nystatin) * Azole (Clotrimazol, Miconazol) – **Systemisch in schweren Fällen:** (meistens reicht eine Einzelgabe): * Azole oral: Fluconazol, Itraconazol (am besten: "liquid") * Ggf. Voriconazol/Posaconazol bei C. glabrata (evtl. resist. gg. Fluconazol/Itraconazol) • **Bakterielle Infektion, Trichomonas:** Metronidazol oral • **Enterobius:** Pyrvinium oder Mebendazol oral • **HSV:** Aciclovir
Prä	• „Safer Sex" • Rekurrierende Candida-Infektionen: Langzeittherapie mit Fluconazol • Ggf. nicht hormonelle Schwangerschaftsverhütungsmethoden

1.8.3 Zervizitis

Def	Entzündung der Zervixschleimhaut mit verstärkter Sekretion (Zervixkatarrh)
Rf	• Sexuelle Übertragung (STD =Sexually transmitted disease) • Puerpale oder postoperative Infektion • Hämatogene Infektion
Ko	• Übergreifen der Infektion auf das Endometrium • Manche Papillomaviren fördern die Entstehung eines Zervixkarzinoms
Err	• **STD** – **Bakterien:** Chlamydia trachomatis, Gonokokken, Strept. pyogenes (Serogruppe A) – **Viren:** HSV, HPV, CMV • **Puerperal:** Staphylococcus aureus, Enterobacteriaceae – **Hämatogen:** Mycobacterium tuberculosis
Di	• **Klinische Zeichen:** meist schmerzlos, klebriger, eitriger Ausfluss aus der Zervix • **Abstrich** (→ S.123): – **Mikroskopie** – **Kultur** – **PCR:** v.a. Nachweis von Chlamydien, HSV, CMV

Th	• **Kalkulierte antibiotische Therapie** (bei v.a. bakteriellen Infekten) – Makrolide – Chinolone (Levofloxacin) – Tetrazykline • **Spezielle antiinfektive Therapie** – **Gonokokken:** Cefotaxim, Ceftriaxon – **Tuberkulose:** spezielle Therapie – **Viren:** spezielle Therapie • **Ggf. Koniotomie** bei fortschreitender Infektion
Prä	HPV-Impfung (→ S.129)

1.8.4 Adnexitis

Def	Ein- oder beidseitige Infektion der weiblichen Adnexe
Rf	• Geschlechtsverkehr: Errergeraszension (STD) • Puerperale oder postoperative Infektion • Selten: hämatogene Infektion
Ko	• Pelvic Inflammatory Disease (PID): bei fortschreitender Infektion kann das umliegende Gewebe (Peritoneum, Darmschlingen, Leber) mitbetroffen sein • Narbiger Umbau ⇒ Sterilität, Extrauteringravidität
Err	• **STD:** Chlamydia trachomatis, Neisseria gonorrhoeae, Streptococcus pyogenes (Serogruppe A), Herpes-Simplex-Viren (HSV) • **Puerperal:** Staphylococcus aureus, Enterobacteriaceae • **Hämatogen:** Mycobacterium tuberculosis
Di	• **Klinische Zeichen:** Schmerzen im Unterbauch (v.a. bei akuter Gonorrhoe), evtl. Ausstrahlung in das Peritoneum, Fieber, Menorrhagien, Ausfluss • **Abstrich, Punktat:** Mikroskopie, Kultur
Th	• **Kalkulierte antibiotische Therapie** – Chinolone (Moxifloxacin, Levofloxacin) – Makrolide (z.B. Azithromycin) – Doxycyclin • **Spezielle antiinfektive Therapie** – **Gonorrhoe:** Cefotaxim, Ceftriaxon – **TBC:** tuberkulostatische Komb. – **HSV:** Aciclovir

1.8.5 Septischer Abort

Def	Abort vor Beginn der extrauterinen Lebensfähigkeit des Fetus (also vor der 28. SSW) durch eine systemische Infektion der Mutter
Rf	• Verletzung, z.B. nach versuchter Abtreibung • Endometritis • Peritonitis • Intrauterine Infektion
Err	Listeria monocytogenes, Borrelia burgdorferi, Staph., Enterokokken, Pneumokokken, Enterobacteriaceae, Anaerobier, seltener: Campylobacter fetus, Brucella abortus
Di	• **Klinische Zeichen:** Sepsis während der Schwangerschaft (→ S.45) • **Blutuntersuchung** (→ S.121): Kultur • **Abstrich** (→ S.123): Mikroskopie, Kultur (mit Antibiogramm), ggf. PCR
Th	• **Chirurgische Ausräumung evtl. verhaltener Anteile:** erst nach Besserung • **Antibiotikatherapie:** je nach Erreger, z.B. Imipenem

1.8.6 Mastitis (Mastadenitis)

Def	Entzündung der weiblichen Brustdrüse
Rf	• Stauung der Milchgänge in SS u. v.a. während der SZ (Mastitis puerperalis) • Rhagaden an der Mamille • Außerhalb der Stillzeit: Verletzungen, Mastopathie
Ko	• Abszedierung (→ S.56) • Septische Ausbreitung (→ S.45)
Err	Meist Staph. aureus, Enterobacteriaceae (seltener), Mykobakterien (sehr selten)
Di	• **Klinische Zeichen:** Rötung, derbe Schwellung, lokaler Schmerz, Fieber, Schüttelfrost, Lymphangitis, Lymphknotenschwellung • **CT, MRT:** zur Bestimmung und Lokalisation der Ausdehnung • **Blutuntersuchung** (→ S.121): Kultur • **Abstrich** (Mamillensekret): Mikroskopie, Kultur mit Antibiogramm • **Bei Abszedierung Punktion** (→ S.124): Mikroskopie, Kultur mit Antibiogramm
Th	• **Ggf. Abstillen** bzw. Senkung der Milchproduktion (Prolactinhemmer) • **Lokale Kühlung** • **Antibiotische Therapie, z.B.:** – Flucloxacillin – Cephalosporine der 2. Generation – Linezolid – Daptomycin (alle grampositiven Erreger) • **Evtl. Inzision und Drainage**
Prä	• Brustwarzenpflege • Milch abpumpen

1.9 Gefäßsystem

1.9.1 Arteriitis

Def	• Entzündung der Arterienwand • Einzelne bis alle Schichten können betroffen sein → End-, Mes-, Peri-, Panarteriitis • Endarteriitis führt zu einer Gefäßwandschwäche
Rf	Die Symptomatik kann zusätzlich beeinflusst werden durch: • Schädigung der Endothelzellen durch verschiedene Medikamente oder • Arteriosklerotische Veränderung
Err	• **Endarteriitis** – **Viren:** z.B. Masern, Röteln, Flaviviren, Filoviren, Bunyaviren, Dengue – **Bakterien:** Rickettsia spp. (Fleckfieber), Ehrlichia spp. • **Mesaortitis:** Spätfolge einer Treponema-Pallidum-Infektion • **Panarteriitis:** meist durch Immunkomplexe, z.B. bei chron. Hepatitis B (→ S.34)
Di	• **Klin. Zeichen:** Exanthem/Enanthem, evtl. intraepitheliale Blutung, Ischämie, Fieber • **Biopsie** (→ S.122): histologische Untersuchung • **Blutuntersuchung** (→ S.121): Antikörpernachweis
Th	Wenn möglich erregerspezifische antimikrobielle Therapie

1.9.2	Thrombophlebitis
Def	Entzündung tiefer oder oberflächlicher Venen, die zum Verschluss des Lumens führt
Rf	Stase (durch örtliche Einflüsse oder Venenklappeninsuffizienz)
Err	• Primär keine mikrobielle Genese • Evtl. sekundäre Infektion durch Hautkeime (Staphylokokken, Streptokokken)
Di	**Klinische Zeichen:** gerötetes, erwärmtes, geschwollenes, druckdolentes Areal, evtl. Ödem durch Abflussstörung
Th	• Kompressionsverband, Antiphlogistika • Zunächst keine Antibiotika

1.9.3	Sepsis
Def	• Systemische Entzündungsreaktion durch Mikroorganismen bzw. deren Toxine, die aus einem Infektionsherd in die Blutbahn eingeschwemmt wurden • Systemic inflammatory response syndrome" (SIRS) = ähnliche Krankheitsverläufe ohne Nachweis von Erregern
Rf	• **Infektionen der Lunge** (Pneumonie → S. 23) = häufigste Erregerquelle • **Abdominelle Prozesse** (Cholezystitis → S. 35, Peritonitis → S. 33) • **Infektionen des Urogenitalsystem** (Pyelonephritis → S. 40) • **Infizierte Katheter** • **Haut- und Weichteilinfektionen** (→ S.49) • **Z.n. Splenektomie** ⇒ speziell bekapselte Bakterien (z.B. Pneumokokken, Klebsiella, Meningokokken, Haemophilus) können evtl. OPSI (= Overwhelming Postsplenectomy Infection) auslösen
Ko	• Septischer Schock • Bei schweren Verläufen Zeichen einer gestörten Organperfusion bzw. Organfunktion • Morbidität und Letalität sind abhängig von – Wirtsfaktoren (z.B. Alter, Allgemeinzustand, Abwehrlage) und – der Aggressivität des Erregers • Lange Rekonvaleszenzzeit
Err	• **Bakterien:** Staphylococcus aureus, koagulasenegative Staphylokokken, Streptokokken, Enterokokken, Pneumokokken, Listerien, Enterobacteriaceae (z.B. Escherischia coli), Pseudomonas, Pneumokokken, Klebsiella, Meningokkken, Haemophilus, Anaerobier (Bacteroides spp., Prevotella spp., Porphyromonas spp.) • **Hefepilze:** Candida spp. • **Protozoen:** Plasmodien
Di	• **Klinische Zeichen:** Fieber > 38°C oder Hypothermie < 36°C, Hypotonie, Tachykardie > 90/min, Tachypnoe > 20/min (bzw. Hypokapnie mit P_aCO_2 < 32 mmgHg), MOF • **Blutuntersuchung** (→ S.121): – **Kultur:** möglichst sofort - noch vor einer antibiotischen Therapie! – **Blutbild, klinische Chemie:** * Leukozytose > 12 G/l mit Linksverschiebung oder Leukopenie < 4 G/l * Aktivierung des Gerinnungssystems (z.B. D-Dimere ↑) * CRP und Procalcitonin ↑

Th

- **Normalisierung der zentralvenösen Sauerstoffsättigung**
- **Kreislaufstabilisierung**
  - Volumensubstitution: Ringer-Lösung, Humanalbumin, HES (Mikrozirkulation ↑; verstärkt ggf. das akute Nierenversagen)
  - Vorsicht bei Katecholamingabe: Gefahr der Minderdurchblutung des Darms → Darmischämie (→ Lactatanstieg) → Translokation von Bakterien
- **Erhalt der Organfunktionen**
- **Adjuvante Therapie der Sepsis:** Kortikoide, Selen, aktiviertes Protein C, angereicherte Immunglobuline i.v.
- **Kalkulierte Antibiotikatherapie mit einem Breitspektrumantibiotikum** (spätestens 1-2 h nach Manifestierung!)
  - Imipenem
  - Cefotaxim + Aminoglykosid + Chinolone (z.B. Ciprofloxacin, Levofloxacin); sind jedoch schlecht wirksam bei Enterokokken und nosokomialen multiresistenten Erregern wie MRSA, VRE, ESBL
  - Tigecyclin (gg. grampositive und gramnegative Erreger incl. MRSA, VRE und ESBL)
- **Spezielle Antibiotikatherapie**
  - **Grampositive Erreger** (Staphylokokken, Enterokokken, multiresistente Hospitalkeime): Linezolid, Daptomycin
  - **Hefepilze** (werden als Sepsiserreger immer häufiger!): Echinocandine, ggf. Fluconazol (nicht bei Candida glabrata/Candida krusei)
- **Procalcitoninspiegel** dient zur Verlaufskontrolle (bei Abfall des Wertes evtl. Deeskalierung der Antibiotikatherapie):
  - $< 0{,}5$ µg/ml spricht gegen einen schwerwiegende Erkrankung
  - $> 1\text{-}2$ µg/ml gilt als Alarmzeichen

Prä

- Frühzeitige Erkennung und Eindämmung der Sepsisherde (Fokussanierung)
- Intensivierte i.v. Insulingabe (Ziel: Blutglukose 80–100 mg/dl)
- Selektive Darmdekontamination bei abdominalchirurgischen Eingriffen
- Vor oder 4–6 Wochen nach Splenektomie: Impfung gegen Pneumokokken (→ S.128) (und evtl. Haemophilus influenzae → S. 128)

1.9.4 Acute Respiratory Distress Syndrome (ARDS)

Def

- Stark eingeschränkte Oxygenierung ($p_aO/F_IO_2 < 200$mmHg) trotz PEEP
- Akuter Beginn
- Diffuse Verschattung über beiden Lungen im Röntgen
- PCWP < 18mmHg

Rf

- Sepsis
- Künstliche Beatmung
- Pneumonie

Ko

- Nierenversagen
- Multiorganversagen

Err Siehe Pneumonie (→ S.23), Sepsis (→ S.45)

Di

- **Anamnese:** Hinweis auf direkte oder indirekte Lungenschädigung
- **Klinische Symptome:** akute pulmonale Insuffizienz
- **Röntgen:** Lungenverschattungen, verstärkte Gefäßzeichnung
- **Blutuntersuchung** (→ S.121): Blutgasanalyse, Kultur
- **Trachealsekret** (→ S.120): Kultur

Th

- **Lungenprotektive Beatmung**
- **Ggf. extrakorporale Oxygenierung**
- **Nierenersatzverfahren**
- **Antibiotische Therapie:**
  - Imipenem
  - Piperacillin + Tazobactam (ggf. + Makrolid oder Levofloxacin)

1.9.5 Endokarditis (lenta)

Def

- Entzündung des Endokards, meist an Rändern der Klappe; seltener an Klappenfäden
- Häufigkeit: Mitralklappe 37%, Aortenklappe 20%, beide Klappen 17%
- Männer : Frauen = 2 : 1
- Je nach Erreger ist der Verlauf oft schleichend (subakut = lenta)

Rf

- Konnatale und erworbene (rheumatisch verändert) Herzklappenfehler
- Prothetische Klappen
- Drogenabusus (Keime der Hautflora gelangen in die Blutbahn und können sich an den Herzklappen festsetzen)
- Transitorische Bakteriämie, z.B. nach Zähneputzen oder Zahnextraktion
- Milzinfarkte

Ko

- Bildung von Biofilmen u. Thromben auf den Klappen ⇒ evtl. schubweise Streuung von infektiösen Thromben in die Peripherie ⇒ septische Metastasen, z.B. Milzabszess
- Schädigung der Herzklappen durch die Entzündung ⇒ Klappeninsuffizienz
- Embolien (z.B. Lungenembolie)

Err

- **Bakterien:** meist vergrünende Streptokokken (Viridans-Streptokokken, Gemella) der Mundflora, Enterokokken (aus der Darmflora), nicht hämolysierende Streptokokken, Pneumokokken, Staphylococcus aureus (oft schwere Verläufe), Erysipelothrix rhusiopathiae (v.a. bei Tierärzten u. Landwirten; besonders schlechte Prognose), Coxiella burnetii (nach Tierkontakt; langwierig), HACEK*-Gruppe, Brucella (nach Lebensmittelinfektion)
- **Pilze:** Candida spp. (häufig bei Drogenabhängigen), Histoplasma capsulatum (nach Aufenthalt in Endemiegebieten- ggf. viele Jahre später)
- **HACEK-Gruppe**
  - **H**aemophilus parainfluenzae/Haemophilus aphrophilus
  - **A**ctinobacillus actinomycetemcomitans
  - **C**ardiobacterium hominis
  - **E**ikenella corrodens
  - **K**ingella kingae

Di

- **Klinische Zeichen:** initial schubweise Temperaturerhöhung mit Schüttelfrost, Anämie, Herzinsuffizienz, Leistungseinschränkung, Mikroembolien am Stamm, an den Extremitäten oder am Augenhintergrund (Osler-Knötchen), Splenomegalie (bei septischer Ausbreitung der Erreger → S. 37), evtl. Herzgeräusche
- **TEE** (hohe Sensitivität und Spezifität): Vegetationen auf den Herzklappen
- **Blutuntersuchung** (→ S.121):
  - **Blutbild, klinische Chemie:** Leukozytose mit Linksverschiebung, Anämie, BSG und CRP ↑ (→ gute Verlaufskontrolle)
  - **Kultur** (wiederholt; nicht mehr als 3 x pro Tag)
  - **Antikörpernachweis:** Coxiella burnetii (Q-Fieber)

Th	• **Kalkulierte antibiotische Therapie** (Dauer mindestens 4 Wochen, da die Erreger in den Vegetationen nur schwer erreichbar sind) – Penicillin + Aminoglykosid – Daptomycin (alle grampositiven Erreger) – Teicoplanin, Vancomycin (breites Spektrum, jedoch geringe Penetrationsfähigkeit) • **Spezielle antiinfektive Therapie** – **Q-Fieber:** Doxycyclin – **Pilzinfektion:** Amphotericin B, Flucytosin, Fluconazol, Echinocandine • **Ggf. kardiochirurgische Intervention** (bei Klappendefekt)
Prä	Bei hohem Risiko (z.B. künstliche Herzklappe) Endokarditisprophylaxe mit Makroliden oder Amoxicillin/Ampicillin

1.9.6 Myokarditis

Def	Entzündung des Herzmuskels mit meist inapparentem Verlauf
Ko	• Hypotonie • Herzinsuffizienz • Herzdilatation • Herzrhythmusstörungen • Bradykardie • Kammerflimmern
Err	• **Meist Viren:** Coxsackie, Enteroviren (z.B. ECHO), Adenoviren, Influenza, Parainfluenza, CMV, EBV • **Bakterien:** Borrelia • **Protozoen:** Trypanosoma cruzi ⇒ Chagas-Krankheit
Di	• **Anamnese:** virale Infektion einige Tage zuvor • **Klinische Zeichen** (oft diskret): Leistungseinschränkung, Angina pectoris, evtl. RST • **EKG-Veränderungen:** ST-T-Strecke ↑, Sinustachykardie, verlangsamte Pulsnormalisierung nach Belastung, Vorhofflimmern, supra-/ventrikuläre RST • **Biopsie** (→ S.122): PCR • **Blutuntersuchung** (→ S.121): Antikörper (Viren, Borrelien, Trypanosoma)
Th	• **Symptomatische Behandlung** • **Antivirale Therapie mit Interferon:** ist nicht zuverlässig wirksam • **Borrelieninfektion:** Ceftriaxon • **Trypanosoma:** Nifurtimox, Benznidazol
Prä	Eine Grippeimpfung kann partiell schützen (→ S.128)

1.9.7 Perikarditis

Def	Entzündung des Herzbeutels (meist idiopathisch)
Rf	• Virale Myokarditis (⇒ seröse Perikarditis) • Hämatogene Erregerausbreitung (Staphylokokken, Streptokokken, Pneumokokken, Meningokokken, Mycobacterium tuberculosis)
Ko	• Evtl. große Volumina an entzündlichem Exsudat ⇒ Herzbeuteltamponade • Spätkomplikation: verklebtes und ggf. verkalktes Perikard ⇒ Panzerherz
Err	• **Viren:** Coxsackie, Enteroviren (z.B. ECHO), Masern, Mumps, Röteln, EBV, CMV, Influenza, Parainfluenza • **Bakt.:** Staphylo-, Strepto-, Pneumo-, Meningokokken, Tuberkelbakt., Mycoplasma • **Pilze:** Candida spp., Aspergillus spp. (bei Abwehrschwäche)

Di	• **Klinische Zeichen:** örtliche Schmerzen, Fieber, abgeschwächte Herztöne, Perikardreiben, ggf. Herzinsuffizienz, bei chronischer, konstriktiver oder verkalkender Entzündung: Rechtsherzinsuffizienz (Stauung der Jugularvenen) • **EKG-Veränderungen:** periphere Niedervoltage, wechselnd hohe QRS-Komplexe, oft Senkung des PR-Segments bzw. Hebung der ST-Strecke • **Bildgebende Verfahren** (Sonographie, Röntgen): Exsudatmenge, Veränderungen der Wandschichten des Perikards
Th	• **Punktion und Entlastung** • **Injektion von 0,9%iger NaCl-Lösung** (evtl. auch Streptokinase oder Urokinase), kann ggf. spätere Verklebungen verhindern • **Bei bakterieller Infektion:** gezielte Antibiose

1.10 Haut, Weichteile, Knochen

1.10.1 Tinea

Def	• Dermatomykosen der Haut; Bezeichnung je nach Lokalisation: – Kopf: Tinea capitis – Gesicht: Tinea faciei – Stamm: Tinea corporis – Hand: Tinea manuum – Fuß: Tinea pedis • Wachstum von Dermatophyten ist nur auf keratinhaltigem Gewebe möglich (verhornte Haut, Haare und Nägel) → keine Disseminierungsgefahr
Rf	• Bestehende Onychomykosen • Durchblutungsstörungen • Feuchtigkeit, Wärme, Dunkelheit • Sport • Tierkontakt • Gärtnerarbeiten, Kontakt mit Erde
Err	• Trichophyton rubrum: häufigster Pilz • T. tonsurans: in Fitnessstudios bzw. Sportlerkreisen • T. mentagrophytes: stammt meistens von Haustieren (Meerschweinchen) • T. verrucosum: stammt oft vom Rind • T. violaceum: aus Afrika und Asien importiert • Microsporum canis: vom Tier; eher selten • Microsporum gypseum: aus dem Boden; eher selten • Epidermophyton: anthropophil; eher selten • Tinea-Herde → ggf. Eintrittspforte für Streptococcus pyogenes (Erysipel (→ S.50)
Di	• **Klinische Zeichen:** manchmal nur verstärkte Schuppung; starke entzündliche Reakt. nur bei einigen Erregern (z.B. T. rubrum) → Rötung mit scharf begrenztem Rand, randbetonte Verstärkung der Enzündung, zentral blasser mit schuppender Haut • **Abstrich** (Hautschuppen vom Randbezirk; vorher Anflugkeime mit 70% Alkohol entfernen → S. 124): Mikroskopie, Kultur (dauert manchmal bis zu 8 Wochen)
Th	• **Antimykotika lokal:** Amorolfin, Ciclopiroxolamin, Terbinafin, Azole • **Antimykotika systemisch (oral):** Terbinafin, Itraconazol, Fluconazol • **Cave:** nach chirurgischer Intervention ggf. Exazerbation!
Prä	Expositionsprophylaxe

1.10.2 Dermatitis (Pyodermie, Impetigo)

Def
- Infektion der Epidermis: z.B. Impetigo contagiosa, Erythrasma
- Infektion der Dermis: z.B. Erysipel, Akne vulgaris
- Infektion der Hautanhangsgebilde: z.B. Furunkel, Karbunkel, Pilonidalsinus

Rf
- Mechanische, aktinische, trophische Störungen
- Alter (sehr jung, sehr alt)
- Whirlpool

Ko
- Rezidive
- Übertragung auf med. Personal
- Erysipel: Disseminierung, Sepsis (→ S.45)

Err
- **Bakterien:** Staph. aureus, Propionibact. acnes, Strept. pyogenes Gr. A, P. aeruginosa, Borrelia burgdorferi (Erythema migrans), M. tuberculosis, Corynebact. minutissimum (Erythrasma), Actinomyces meyeri, M. marinum (Schwimmbadgranulom), M. ulcerans (Ulcus buruli), aerobe Sporenbildner (Bacillus spp. → ohne pathol. Bedeutung)
- **Pilze:** Malassezia furfur (Pytiriasis)
- **Viren:** → **Erythem:** Masern, Röteln, VZV, Parvovirus B19, HHV6, EBV
  → **Bläschen:** Herpes simplex Viren = HHV 1 + 2, Varizellavirus
- **Parasiten:** Milben (Demodex ⇒ ggf. Rötung der Augenlider, Ascaridae ⇒ girlandenförmige subkutane Gänge)

Di
- **Klinische Zeichen:** Erythem im Hautniveau, Papel oder Bläschen ⇒ wenn die Bläschen platzen: Schorf/Kruste
- **Abstrich** (→ S.124): Mikroskopie, Kultur (Anzucht von Borrelien ist schwierig!)
- **Blutuntersuchung** (→ S.121):
  - **Streptococcus pyogenes (Erysipel):** „Rheumaserologie" → Antikörper gegen Streptokokkenprodukte, z.B. Antistreptolysin O und Anti-Streptokokken DNAse B → bei Hautinf. mit Streptococcus pyogenes ist Anti-DNAse B häufig stark positiv
  - **Borrelien:** ELISA (Screening), ggf. Westernblot (Lymphozytentransformationstest ist von zweifelhaftem Wert)

Th
- **Eitrige Dermatitis:**
  - Cephalosporine 2. Generation (oral)
  - Levofloxacin/Moxifloxacin (oral)
- **Erythema migrans, Akne:** Doxycyclin (oral)
- **Erysipel** (Streptococcus pyogenes): Penicillin; sehr problematische Therapie bei chron. rezidivierendem Erysipel (→ 1. Wahl: Penicillin G hochdosiert über Monate)
- **Aktinomykose:** Penicillin hochdosiert über 4–6 Wochen
- **Erythrasma** (große Rezidivgefahr)
  - **lokal:** Tetrazyklin-/Clotrimazolsalbe
  - **systemisch:** Makrolide (Clarithromycin, Azithromycin)
- **Pytiriasis versicolor:** Fluconazol (oral); die Therapie sollte vor Beginn der Sommerzeit abgelaufen sein
- **Herpes-Simplex-Viren:** Aciclovir, lokal oder systemisch
- **Ggf. chirurgische Exzision**
- **Unterstützend:** Antiseptika (Polyhexanid, PVP-Jod, Octenidin)

1.10.3 Onychie

Def Akute/chronische Infektion des Nagelbetts; ggf. mit Befall der Nagelplatte (bei alleinigem Befall der Nagelplatte noch keine entzündliche Reaktion)

Rf	• Trophischen Störungen des Nagels (Durchblutungsstörungen, Diabetes) • Trauma
Err	• **Pilze:** Dermatophyten (Trichophyton rubrum); seltener pathogen und meist nur als Kontaminaten: Hefepilze (Candida albicans), Schimmelpilze (Aspergillus, Penicillium, Scopulariopsis, Schwärzepilze, z.B. Cladosporium) • **Bakterien:** Staphylokokken, Streptokokken, Enterobacteriazeae (meist sekundär)
Di	• **Klinische Zeichen:** bei chronischem Verlauf aufgetriebene, schwammige, meist gelbliche Nägel (bei fleckenhaftem Befall an DD Psoriasis denken) • **Nagelmaterial** (am besten vom Übergang des kranken in den gesunden Nagel nehmen): Mikroskopie nach Kalilaugenbehandlung, Kultur (Ergebnis oft erst nach Wochen)
Th	• **Entfernung der befallenen Teile des Nagels** • **Antimykotikum lokal:** Terbinafin, Ciclopirox, Campher (z.B. in Wick VapoRub) • **Antimykotikum oral:** Fluconazol, Itraconazol, Griseofulvin

1.10.4 Paronychie (Panaritium parunguale)

Def	Akute/chronische Infektion des Nagelfalz (proximaler und/oder lateraler Wall können betroffen sein)
Rf	• Leichtes Trauma • Eingewachsene Nägel • Diabetes
Err	• **Akute, eitrige Infektionen:** Staphylokokken, Streptokokken, Enterobacteriaceae, Pseudomonas, Anaerobier (Begleiterreger) • **Chronische Verläufe:** Pilze (v.a. Candida), selten Schimmelpilze
Di	**Klinische Zeichen:** aufgetriebener, geröteter, überwärmter Nagelwall, ggf. Eiterung, lokaler Schmerz, evtl. reduziertes Allgemeinbefinden, Fieber
Th	• **Konservative Therapie:** antiseptische Wundbäder, Ruhigstellung • **Chirurgische Intervention** (bei ausbleibendem Therapieerfolg) • **Cave:** operative Eingriffe an der Hand nie in Lokalanästhesie (Keime können in tiefere Schichten gelangen und dort sekundär zu Eiterungen führen) • **Antibiotische Therapie** – Amoxicillin + Clavulansäure – Orale Cephalosporine, 2. Gen. – Makrolide (Clarithromycin) – Levofloxacin/Moxifloxacin

1.10.5 Wundinfektionen

Def	Epitheldefekte, die primär oder sekundär infiziert sind durch: • Normale Hautkeime • Körpereigene Keime, z.B. der Darmflora oder aus den oberen Luftwegen • Keime der Umgebung
Rf	• Defekte des Hautepithels • Zerklüftete Wundränder • Durchblutungsstörungen • Diabetes mellitus • Verschmutzung • Radiatio

Err	• **Normale Hautkeime:** Staph. aureus, Staph. epidermidis, Corynebakterien • **Körpereigene Keime:** Enterobact. (E. coli, Klebsiella spp., Enterobacter spp., Proteus spp., Morganella spp.), Enterokokken (z.B. VRE), Anaerobier, Strept. pyogenes (Serogruppe A), Strept. agalactiae (Serogruppe B), andere Strept., Candida spp. • **Keime der Umgebung:** Staph. aureus (inkl. MRSA), E. coli (inkl. ESBL), Klebsiella spp. (inkl. ESBL), Pseudomonas aeruginosa, Stenotrophomonas maltophilia, Acinetobacter baumannii, Cl. tetani, Cl. perfringens, Bacillus spp., Schimmelpilze
Di	• **Klin. Zeichen:** gelbe, schmierige Beläge, gerötete Umgebung, Schmerzen, ggf. Fieber • **Inspektion** der Wunde, um – die Ausdehnung der Infektion zu beurteilen (evtl. Zerstörung von anatomischen Strukturen); ggf. zusätzlich bildgebende Verfahren – eine Entzündung der Umgebung bzw. eine Progredienz festzustellen – mit Hilfe von Farbe, Konsistenz und Geruch des Eiters Hinweise auf die ursächlichen Erreger zu bekommen • **Abstrich** (→ S.124): Mikroskopie, Kultur • **Biopsie** (→ S.122): Mikroskopie, Kultur
Th	• **Chirurgische Debridement**, ggf. auch Wundexzision • **Lokale Desinfektion** mit gewebeverträglichen Antiseptika • **Kalkulierte systemische Antibiotikatherapie:** – Amoxicillin + Clavulansäure – Cephalosporine der 2. Generation – Levofloxacin/Moxifloxacin – Tigecyclin (v.a. bei V.a. multiresist. Hospitalkeime) – Daptomycin (nur bei grampositiven, auch multiresistenten Keimen) • **Nicht empfehlenswert:** Honig, Zuckerlösung, Quark, rohe Eier, Farbstoffe (Kristallviolett), Mercurochrom, Borsäure, Alaun, Zinkpaste, lokale Antibiotika
Prä	• Tetanusschutz überprüfen (Cave: Deutsche junge Männer sind meistens überimmunisiert, alte Menschen sind meist nicht ausreichend geimpft!) • Steriler Verband

1.10.6 Dekubitalgeschwüre

Def	• Superinfizierte Nekrose und Geschwür der Haut • Entstehung durch Druckeinwirkung bei chronischer lokaler Minderdurchblutung
Rf	• Kachexie • Allgemeine Dystrophie • Bettlägerigkeit • Schlecht sitzende Prothesen
Err	• **Hautkeime**: Staphylokokken • **Darmkeime**: Enterobacteriaceae, Bacteroides • **Wasserkeime:** Pseudomonas
Di	• **Klinische Zeichen:** Ulzeration der Haut mit schmierigen, eitrigen Belägen (bevorzugt am Steiß), evtl. (übel-)riechend, gerötet • **Abstrich** (→ S.124): Kultur mit Antibiogramm
Th	• **Chirurgisches Debridement** • **Hautdesinfektion** (Betaisodona, Octenisept) • **Antibiotische Therapie:** – Levofloxacin – Cephalosporine der 2. oder 3. Generation – Ggf. Tigecyclin bei multiresist. Hospitalkeimen – Daptomycin (nur bei grampositiven, auch multiresistenten Keimen)
Prä	Pflegerische Maßnahmen zur Prophylaxe und Therapie von Minderdurchblutung

1.10.7 Ulcus cruris

Def	• Superinfiziertes Unterschenkelgeschwür • Meist Folge venöser Durchblutungsstörungen, seltener bei AVK
Err	• Multimikrobiell, v.a. Staphylokokken • Evtl. auch MRSA, Enterokokken, VRE, Enterobacteriaceae, Pseudomonas
Di	• **Klinische Zeichen:** Hautnekrosen, Rötung, sekundär: schmierige, eitrige Beläge • **Abstrich** (→ S.124): Kultur mit Antibiogramm
Th	• **Chirurgisches Debridement** • **Hautdesinfektion** (Betaisodona, Octenisept) • **Antibiotische Therapie:** – Levofloxacin – Cephalosporine der 2./3. Generation – Ggf. Tigeccyclin bei multiresist. Hospitalkeimen – Daptomycin bei grampositiven, auch multiresistenten Hospitalkeimen
Prä	• Verband • Durchblutung fördern • Ggf. Hauttransplantation

1.10.8 Diabetischer Fuß

Def	Diabetische Folgeschäden am Fuß, oft mit bakterieller Infektion
Rf	Lange bestehender, schlecht eingestellter Diabetes mellitus mit Angiopathie (⇒ Mediasklerose) und Neuropathie
Ko	Bildung von superinfizierten Nekrosen, die die gesamte Extremität gefährden
Err	Meist Mischinfektion aus: • **Keimen der Hautflora:** Staph., ggf. MRSA, Streptokokken, Corynebakterien • **Keimen der Darmflora:** Escherischia coli, Klebsiellen, Proteus • **Umweltkeimen:** Pseudomonas, Acinetobacter • **Anaerobiern**
Di	• **Klinische Zeichen:** schmierige, eitrige Beläge, geröteter Wundsaum (meist am Knöchel), ggf. auch systemische Zeichen (z.B. Fieber) • Bildgebende Verfahren (Röntgen, CT): Ausschluss einer ossären Beteiligung • **Angiographie:** Durchblutungsstörungen (Prognosebeurteilung) • **Neurologischer Status:** diabetische Neuropathie • **Abstrich** (→ S.124): Mikroskopie, Kultur
Th	• **Chirurgische Therapie:** Wundpflege, Debridement, Drainage des Eiters • Kalkulierte **Antibiotikatherapie:** – Levofloxacin/Moxifloxacin, i.v./oral – Cefotaxim + Metronidazol (i.v.) – Cotrimoxazol (oral) – Doxycyclin (oral) – Häufige Resistenzen gegen Clindamycin bei Staphylokokken, Anaerobiern – MRSA: Linezolid (i.v./oral), Tigecyclin, Daptomycin (alle grampositiven Erreger) • **Hautesinfektionsmittel** (Antiseptikum): z.B. Polihexanid, PVP-Jod, Octenidin
Prä	Tetanusschutz überprüfen (Cave: deutsche junge Männer sind meistens überimmunisiert, alte Menschen sind meist nicht ausreichend geimpft!)

1.10.9 Nekrotisierende Fasziitis

Def	• Lebensbedrohliche Weichteilinf. mit rasch progredienten Nekrosen der Faszien u. der Umgebung (Muskulatur ist nur wenig beteiligt) u. mit schwerer Systemintoxikation • Eintrittspforte ist meist die Haut - häufig perianal (z.B. bei Operationswunden, aber auch bei Bagatellverletzungen) • Sonderform: Fournier`sche Gangrän der Faszien des Beckens
Ko	• Ausdehnung auf benachbarte Regionen/Körperteile • Schwere systemische Beteiligung (z.B. MOF)
Err	• Reine Infektion mit hämolysierenden Strept. der Serogruppe A (Strept. pyogenes) • Mischinfektionen mit aeroben und anaeroben Bakterien
Di	• **Klin. Zeichen:** fortschreitendes Erythem, livide Hautveränderungen (v.a. im Zentrum der Nekrosen), starke Schmerzen (lassen nach, wenn das Nervengewebe zerstört ist), Desorientierung bis hin zur Somnolenz, meist keine Lymphknotenschwellung • **Bildgebung** (Sonographie, Röntgenbild): zur Beurteilung der Ausdehnung • **Blutuntersuchung:** klinische Chemie (Leukozytose, CRP ↑ , LDH ↑) • **Abstrich** (→ S.124): Mikroskopie, Kultur • **Biopsie** (→ S.122): Mikroskopie, Kultur Gasbranderreger (Clostridium perfringens) sollte ausgeschlossen werden!
Th	• **Chirurgische Intervention:** rasche, radikale Exzision der Faszie, Debridement • **Antibiotische Therapie** – Piperacillin + Tazobactam – Cefotaxim + Metronidazol – Daptomycin (nur bei grampositiven Erregern) – Tigecyclin (v.a. bei multiresistenten, nosokomialen Keimen)

1.10.10 Gasbrand

Def	Myonekrose durch Clostridien
Rf	Verletzungen mit Ischämie und Gewebsnekrosen (anaerobe Verhältnisse)
Ko	• Nierenversagen bei massiver Muskelnekrose • Hohe Letalität im fortgeschrittenen Krankheitsstadium
Err	• Häufigster Erreger = Clostridium perfringens; weitere Erreger: Clostridium novii, Cl. histolyticum, Cl. septicum,Cl. bifermentans, Cl. sporogenes • Oft Mischinfektion mit aeroben und anaeroben Kokken
Di	• **Klin. Zeichen:** lokal starke Schmerzen, reduz. AZ, ballonierte Muskulatur (meist der Extremitäten), Hautemphysem (Crepitation), kaum Eiter (bakt. Toxine = zytotoxisch) • **Röntgenbild:** Federung der Muskulatur • **Blutuntersuchung:** klinische Chemie (CK ↑ ↑, Myoglobin ↑ ↑) • **Gewebeprobe** (aus Übergangszone krankes – infiziertes Gebiet; → S. 122): – **Mikroskopie:** plumpe, grampositive Stäbchen ohne Sporen – **Kultur:** schnellwachsende, gasproduzierende Clostridien
Th	• **Chirurgische Intervention:** Freilegung der Areale und Entfernung der nekrotischen, anaeroben Bezirke, ggf. Amputation • **Antibiotische Therapie** – **Clostridien:** Penicillin G, Metronidazol – **Mischinf.:** Piperacillin + Tazobactam • **Hyperbare Oxygenierung:** nur in wenigen Zentren möglich; wenig effizient

1.10.11 Panaritium cutaneum, subcutaneum, subunguale, tendinosum, ossale, articulare

Def	Intrakutane Eiterung an Finger oder Zehe
Rf	• Vorangegangenes Trauma • Andere Infektionsherde (Erregerausbreitung per continuitatem/hämatogen)
Ko	Infektion kann unter der Haut, ggf. auch unter dem Nagel fortschreiten in tiefere Schichten und auf benachbarte Strukturen übergreifen (Sehnen, Knochen, Gelenke)
Err	Staphylokokken; seltener: Streptokokken, Enterobacteriaceae, Pseudomonas
Di	• **Klinische Zeichen:** beim Panaritium cutaneum initial oft nur diskrete Entzündungszeichen, bei voller Ausprägung lokale Rötung, pochende Schmerzen, ggf. Lymphangitis bzw. Lymphadenitis der regionalen Lymphknoten (→ S.57) • **Bildgebende Verfahren** (Rö, CT): zur Beurteilung der Ausdehnung der Läsion
Th	• **Chirurgische Therapie:** Inzision und Drainage • **Antibiotikatherapie:** – Amoxicillin + Clavulansäure – Orale Cephalosporine, 2. Generation – Makrolide – Levofloxacin, Moxifloxacin

1.10.12 Bissverletzungen

Def	Bissverletzungen sind potenziell kontaminierte Wunden, da sich Erreger aus der Mundhöhle von Mensch/Tier in der Wunde bei niedriger O_2-Versorgung rasch vermehren • Spitze Zähne ⇒ Stich-, Risswunden • Mahlzähne ⇒ Quetschwunden
Rf	Das Infektionsrisiko hängt von Tiefe und Ausmaß der Verletzung ab
Ko	• Infektiöse Metastasierung v.a. mit Osteomyelitis (→ S.57), Spondylodiszitis (→ S.58) • Tetanus (→ S.56) • Tollwut
Err	• **Menschenbiss** – **Bakterien:** Haemophilus aphrophilus, Capnocytophaga, Eikenella corrodens – **Viren:** Übertragung von z.B. Hepatitis B und C (→ S.34), HIV • **Hundebiss, Katzenbiss** – **Bakterien:** v.a. Pasteurella multocida – **Viren:** Übertragung der Tollwut (Cave bei Bissverletzungen durch auffällige Tiere und in tollwutgefährdeten Gebieten, z.B. Indien, Ecuador) • **Rattenbiss** – **Bakterien:** Spirillum minus, Leptospiren – **Oft Mischinfektionen** mit z.B. Streptokokken, Anaerobiern (→ Cl. tetani)
Di	• **Anamnese:** Unterscheidung zwischen Biss von Mensch, Hund, Katze oder Ratte → lässt auf das zu erwartende Keimspektrum rückschließen • **Klinische Zeichen:** Bissverletzung ggf. mit Läsion von Nerven, Sehnen, Knochen • **Bildgebende Verfahren** (Rö, CT): zur Beurteilung des Ausmaßes der Verletzung • **Abstrich** (→ S.124): Kultur • **Ggf. Blutuntersuchung** (→ S.121): Antikörpernachweis (Hepatitis B/C, Tetanus-Titer, Leptospiren)

Th	• **Chirurgische Therapie:** Debridement, ggf. Exzision bei tiefen Bisswunden • **Antibiotische Therapie** bei manifester Entzündung – **Kalkulierter Therapie:** Amoxicillin + Clavulansäure, Makrolide, Levofloxacin, Moxifloxacin, Tygecyclin – **Spezielle Therapie:** je nach Erreger, z.B. Penicillin bei Pasteurella multocida
Prä	• **Antibiotische Prophylaxe** (bei jeder Bisswunde): – Amoxicillin + Clavulansäure – Levofloxacin, Moxifloxacin • **Impfung:** Tetanus (→ S.127), ggf. Tollwutimpfung (→ S. 125, S. 129)

1.10.13 Abszess, Phlegmone

Def	• **Abszess:** Eiteransammlung mit bindegewebiger Kapsel; bildet sich meist in Nekrosehöhlen, die durch infektiöse Gewebezerstörung entstanden sind • **Phlegmone:** diffuse Ausbreitung der eitrigen Herde ohne Abkapselung
Ko	• Mikroabszesse können konfluieren • Phlegmonen können sich über Organgrenzen hinweg ausbreiten
Err	• **Bakterien:** Staphylokokken, Streptokokken, Enterokokken, Enterobacteriaceae, Pseudomonas aeruginosa, Anaerobier, Mycobacterium tuberculosis • **Pilze:** Candida spp.
Di	• **Klinische Zeichen** – **Kalte Abszesse** (z.B. durch M. tuberculosis): geringe entzündliche Reaktion – **Warme Abszesse:** heftige entzündliche Reaktion mit Überwärmung und Rötung • **Sondierung:** Objektivierung der Ausdehnung • **Bildgebende Verfahren** (z.B. Sonographie): Objektivierung der Ausdehnung • **Biopsie** (→ S. 122): Mikroskopie, Kultur
Th	• **Chirurgische Intervention:** Drainage, Debridement • **Kalkulierte antibiotische Therapie** – Amoxicillin + Clavulansäure (breites Spektrum inkl. Anaerobier) – Cefotaxim + Metronidazol (gg. Enterobact. u. Anaerobier, jedoch Enterokokkenlücke, Schwäche bei Staph. und Strept. ⇒ zusätzlich Linezolid geben) – Daptomycin (gegen grampositive Erreger) – Tigecyclin (inkl. nosokomiale Problemkeime, z.B. MRSA, VRE und ESBL)

1.10.14 Tetanus

Def	• **Lokale (Wund-)infektion mit Clostridium tetani** ⇒ systemische Intoxikation durch Bakterientoxine ⇒ Wundstarrkrampf/Tetanus neonatorum • **Krankheitsverlauf** – Prodromalerscheinungen: Müdigkeit, Inappetenz – Nach Inkubationszeit (ca. 4–21 Tage): schmerzhafte tonische Krämpfe der quergestreiften Muskulatur; zunächst Befall der Kaumuskulatur ⇒ Trismus und Risus sardonicus, später auch Muskulatur von Nacken und Stamm ⇒ Opisthotonus (Extremitätenmuskulatur ist seltener betroffen)
Rf	• **Schlechte Durchblutung** von geschädigtem Gewebe ⇒ anaerobe Verhältnisse • **Offene Wunden** (v.a. bei Quetsch- und Platzwunden, Stichverletzungen (→ S. 51) • **Nabelschnurreste** • **Alter > 80 Jahre**

Err	Clostridium tetani = anaerobes, sporenbildendes, grampositives Stäbchen
Di	• **Anamnese:** Z.n. Verletzung, letzte Impfung meist Jahrzehnte zuvor • **Klinische Zeichen:** gesteigerte Reflexe, lokale und generalisierte Krämpfe (auslösbar durch geringe äußere Einflüsse, z.B. Licht, Lärm, Zugluft) • Kultur und Toxinnachweis sind bei Clostridium tetani zweitrangig
Th	• **Symptomatische Therapie:** Verhinderung der Krampfanfälle durch Ruhe, Muskelrelaxantien/Narkose • Antibiotische Therapie ist im Stadium der Intoxikation nicht mehr effektiv
Prä	• **Aktive Impfung** (→ S.127): Grundimmunisierung, regelmäßige Auffrischung • **Bei offenen Wunden:** ggf. aktive Auffrischimpfung bzw. Simultanimpfung bei unklarem Impfstatus (aktiver Impfstoff und Hyperimmunglobulin → S. 125)

1.10.15 Lymphadenitis

Def	Entzündliche Lymphknotenschwellung, meist durch Infiltration von Zellen • Reaktiv bei Infektion im Einzugsgebiet der drainierenden Lymphstation (bzw. der Milz als drainierendem Lymphknoten der Blutbahn) • Direkter Befall der Lymphknoten durch speziell lymphotrope Erreger
Ko	• Perilymphadenitis • Phlegmone (→ S.56)
Err	• **Begleitlymphangitis, Lymphadenitis:** können fast alle Erreger auslösen • **Speziell lymphotrope Erreger:** vermehren sich im RES oder den Lymphozyten, z.B. – **Viren:** EBV, CMV, Rötelnvirus, Humanes T-Zell Leukämie Virus (HTLV1), HIV – **Bakterien:** Bartonella henselae, Rickettsien, M. tuberculosis, atyp. Mykobakterien, Treponema pall., Calymmatobact. (= Klebsiella) granulomatis, Yersinia enterocolitica – **Protozoen:** Toxoplasma gondii
Di	• **Anamnese:** Hinweise über Infektionen in der Umgebung, vorangegangene Infektionen, Umgang mit Tieren (v.a. Katzen), Ernährungsgewohnheiten • **Klinische Zeichen:** schmerzhafte Induration, bei akuter, eitriger Entzündung ggf. fluktuierend, evtl. auch ulzerierend, ggf. Fieber, Allgemeinsymptome • **Blutuntersuchung** (→ S.121): Antikörpernachweis • **Biopsie** (→ S.122): Kultur, PCR
Th	Richtet sich nach dem jeweiligen Erreger

1.10.16 Ostitis, Periostitis, Osteomyelitis

Def	• Infektion des Knochengewebes • Betrifft selten nur einzelne Knochenanteile (z.B. Knochenmark, Periost) • Hämatogene, posttraumatische oder postoperative Genese
Ko	• Zerstörung der Epiphysen mit Wachstumsstörungen bei kindlicher Infektion • Gelenkbeteiligung • Sepsis (→ S.45) • Chronische Infektion: ggf. Zerstörung der Knochenstruktur ⇒ Belastbarkeit ↓
Err	• **Häufig:** Staphylococcus aureus • **Lebensmittelinf.:** Salmonella enterica (v.a. Serovar Typhi), Brucella abortus/melitensis • **Nach Tier- bzw. Menschenbiss** (→ S.55): Pasteurella multocida, Haemophilus aphrophilus, Eikenella corrodens, auch Mischinfektionen (inkl. Anaerobier) • **Nach systemischen Infektionen:** Mycobacterium tuberculosis, Coccidioides immitis, Histoplasma capsulatum, Cryptococcus

Di	• **Klinische Zeichen:** lokaler Schmerz (v.a. bei Belastung), Schwellung, evtl. eitriger Durchbruch, Fistelbildung, reduziertes Allgemeinbefinden • **Röntgen:** Objektivierung des Ausmaßes der Zerstörung • **Probe aus dem Eiterherd:** Mikroskopie, Kultur (auf Mycobakterien achten!) • **Blutuntersuchung** (→ S.121): – **Klinische Chemie, Blutbild:** BSG und CRP ↑, Leukozytose – **Kultur** – **Antikörpernachweis:** Brucella, Salmonella enterica Typhi, Coccidioides, Histoplasma (bei v.a. Lebensmittelinfektion bzw. Aufenthalt in Endemiegebieten) – **Antigennachweis:** Cryptococcus • **Urinuntersuchung** (→ S.122): Cryptococcus-Antigen
Th	• **Chirurgische Therapie** • **Kalkulierte antibiotische Therapie** – Aminopenicilline (Ampicillin, Amoxicillin, Piperacillin) – Cephalosporine der 2. Generation – Moxifloxacin, Levofloxacin – Clindamycin: häufig Resistenzen • **Spezielle antibiotische Therapie** – **Staph. aureus:** Flucloxacillin – **MRSA:** Linezolid, Daptomycin – **Brucella:** Doxycyclin – **Pilze:** Voriconazol, Posaconazol – **Tuberkulose:** spez. Kombinationen • **Therapiedauer:** Meist wochen- oder monatelang

1.10.17 Spondylodiszitis

Def	• **Infektion der Bandscheibe:** primär mit anschließendem Übergreifen auf den Wirbelkörper oder sekundär bei primärer Infektion des Wirbelkörpers • **Ursachen:** – **Endogene Streuung:** aus entferntem Streuherd, z.B. Wunde (→ S. 51 → Staph. aureus); Bissverletzung (→ S. 55 → Pasteurella multocida); per continuitatem von benachbartem Herd; bei disseminierter Infektion (Brucellose, Typhus, Tuberkulose) – **Exogene Ursachen:** Trauma, Operation, Injektionen
Rf	• Alter • Diabetes
Ko	• Abszesse (→ S.56) • Destruktion von Wirbelkörpern ⇒ ggf. Querschnittslähmung • Pleuraempyem (→ S.29) • Septische Ausbreitung (→ S.45) • Meningitis (→ S.7)
Err	• **Bakterien:** Staph. aureus (häufigster Erreger), Staph. epidermidis, Streptokokken, Enterokokken, E. coli, Salmonella enterica, Brucella melitensis, Pasteurella multocida, Eikenella corrodens, Pseudomonas aeruginosa, M. tuberculosis • **Pilze** (seltener): Hefepilze (posttraumatisch), Schimmelpilze (v.a. bei Leukämiepatienten mit Neutropenie), dimorphe Pilze, z.B. Coccidioides, Histoplasma (nach Aufenthalten in Endemiegebieten)
Di	• **Klinische Zeichen:** Schmerz, Fieber, reduziertes Allgemeinbefinden • **MRT** (besser als CT): entzündliche Veränderungen der Bandscheibe und der Wirbelkörper (oft erst nach 2–6 Monaten sichtbar) • **Entzündungsszintigraphie mit Tc-99m** (in der Regel ist MRT jedoch ausreichend) • **Blutuntersuchung** (→ S.121): BB/klin. Chemie (Leukozytose, Linksverschiebung, CRP ↑ ⇒ Verlaufskontrolle), Kultur, Antistaphylolysin-AK-Nachweis bei V.a. Staph. aureus • **Biopsie** (→ S.122): Kultur

Th	• **Allgemein:** Schmerztherapie, Ruhigstellung • **Debridement**, ggf. operative Entlastung und mechanische Stabilisierung • **Kalkulierte antibiotische Ther.** (mind. 4–6 W. i.v., dann ggf. Umstellung auf p.o.): – Cefazolin – Chinolone, z.B. Levofloxacin, Moxifloxacin – Linezolid (nur bei grampositiven Erregern) – Daptomycin (nur bei grampositiven Erregern) – Fosfomycin als Kombinationspartner (gute Knochengängigkeit) – Tetrazykline, v.a. Doxycyclin (gute Knochengängigkeit) – Nicht empfehlenswert: Vancomycin (wegen der schlechten Gewebepenetration), Clindamycin (häufig Resistenzen)

1.10.18 Arthritis

Def	**Akute oder chronische Gelenkentzündung** • **Infektiöse Genese** – **Direkte Infektion** (hämatogen/per inoculationem) ⇒ eitrige Entzündung – **Parainfektiös** (reaktiv): Immunreaktion gegen Erreger; bei Antigenhomologie ("antigenic mimikry"): Autoimmunreaktion durch Immunkomplexe in den Gelenkkapseln ⇒ meistens seröse Entzündung • **Andere Ursachen:** degenerative Veränderungen, mechanische Reizungen
Ko	• Funktionseinschränkung • Disseminierung
Err	• **Erreger einer direkten Infektion** – **Bakterien:** Neisseria gonorrhoeae, Streptococcus pneumoniae, Borrelia burgdorferi, Staph. aureus, Enterobacteriaceae, Pseudomonas aeruginosa, Chlamydia trachomatis, Haemophilus influenzae – **Pilze:** Candida spp. • **Erreger bei parainfektiöser Arthritis** – **Bakterien:** Streptococcus pyogenes (akutes rheumatisches Fieber), Yersinia enterocolitica, Campylobacter jejuni, Shigella flexneri, Salmonella enterica, Treponema pallidum, Chlamydia trachomatis, Chlamydophila (Chlamydia) pneumoniae, Mycoplasma arthritidis, Brucella spp. – **Viren:** Hepatitis-B-Virus, Alpha-Viren, Coxsackie-Viren, Parvovirus B19
Di	• **Anamnese:** gibt Hinweise auf mögliche Ursachen der Arthritis • **Klinische Zeichen:** Rötung, Schwellung, schmerzhafte Funktionseinschränkung • **Ggf. Gelenkpunktion und Untersuchung des Punktats** (→ S.121) – **Chemische Analyse:** eiweißreiches Exsudat – **Zytologische Analyse:** manchmal zellreiches Exsudat mit Granulozyten bei akut eitriger Infektion bzw. Lymphozyten bei chronischer/parainfektiöser Genese – **Mikroskopie** – **Kultur** • **Blutuntersuchung** (→ S.121) – **Antikörpernachweis** (nicht in der Punktatflüssigkeit) – **Ggf. Nachweis von HLA B27** → genetische Prädisposition für reaktive Arthritis
Th	• **Reaktive Arthritis:** symptomatische Therapie mit nicht-steroidalen Antiphlogistika; bei chronischen Verläufen evtl. Synovektomie • **Infektiöse Arthritis:** kalkulierte antibiotische Therapie z.B. mit Doxycyclin

1.10.19 Bursitis

Def	• Akute oder chronische Schleimbeutelentzündung eines Gelenks • Seröse, fibrinöse oder eitrige Entzündung
Rf	• Mechanische Reizung (evtl. berufliche Belastung) • Penetrationsverletzung
Err	• Oft aseptisch • Ggf. Hautkeime (Staphylokokken) oder Umweltkeime (Pseudomonas)
Di	• **Klinische Zeichen:** Schmerzen, Bewegungseinschränkung, lokale Rötung und Schwellung, evtl. Fieber • **CT, MRT:** zur Bestimmung des Ausmaßes • **Punktat** (→ S.121): Kultur
Th	• **Ruhigstellung** • **Lokale Kühlung** • **Ggf. Analgetika** • **Ggf. antibiotische Theapie:** Levofloxacin

1.11 FUO (Fever of Unknown Origin)

Def	• **Fieber unklarer Genese** (auch bei Infektionen unklarer Ätiologie und Lokalisation) • **Kriterien** – Temperatur steigt auf > 38,3°C für mindestens 1 h oder 2 x am Tag – Temperaturerhöhung ist nicht durch Medikamente, die Grundkrankheit oder die Gabe von Blutprodukten bedingt • Häufige Quelle: Lungeninfektionen
Rf	Immunschwäche, speziell bei Neutropenie (< 500 Granulozyten/mm^3)
Err	• **Nach Definition eigentlich unbekannt** • **Mögliche Erreger** – V.a. Bakterien und Pilze (Hefepilze und Schimmelpilze), darunter auch außergewöhnliche, opportunistische Erreger wie Legionella, Pneumocystis und CMV – Auch eine Vielzahl anderer Viren kommt infrage
Di	• **Blutuntersuchung** (→ S.121): Kultur möglichst vor der ersten Antibiotikagabe • **Fokussuche**
Th	• **Kalkulierte parenterale Antibiotikatherapie** (innerhalb von 2 h nach Fieberbeginn!); Präparat mit Pseudomonas-Wirksamkeit wählen, z.B.: – Imipenem – Piperacillin + Tazobactam – Cefepime – Chinolone (Ciprofloxacin, Levofloxacin) – Glykopeptide (Vancomycin, Teicoplanin) • **Wegen möglicher Beteiligung von Sprosspilzen:** zusätzlich Fluconazol bzw. Echinocandin (Anidulafungin, Caspofungin, Micafungin) • **Bei V.a. Schimmelpilzinfektion:** – liposomales Amphotericin B – Voriconazol bzw. Posaconazol – Echinocandine (Anidulafungin, Caspofungin, Micafungin)
Prä	• Cotrimoxazol (Suppression von Pneumozystis) • Posaconazol bei Neutropenie (Vermeidung einer Aspergillose) • Isolierung von Risikopatienten in Räumen mit HEPA-Filter • Gekochte Nahrung

2 Erreger

2.1 Allgemeines

Bei Wirkstoffen, die kursiv und in runden Klammern gedruckt sind, handelt es sich um Wirkstoffe, die zwar nicht in Therapieempfehlungen aufgeführt sind, aber gegen den entsprechenden Erreger als empfindlich gelten. Sie sind als Reserve/2. Wahl gedacht

2.2 Bakterien

Erreger	Therapie der 1. Wahl	Alternative
Acinetobacter baumannii	**Ceftazidim** oder **Amikacin + Fluorochinolon**	Carbapenem (Resistenzen möglich), Ampicillin/Sulbactam, Tigecyclin, Colistin
Acinetobacter lwoffi	**Ampicillin/Sulbactam**	Carbapenem (Resistenz möglich), Tigecyclin
Actinomyces israeli u.a. Actinomyces sp.	**Penicillin G** oder **Ampicillin**	Doxycyclin
Aeromonas spp.	**Fluorochinolon**	Cotrimoxazol, Carbapenem
Alcaligenes (Achromobacter) xylosoxidans	**Carbapenem**	Ceftazidim
Arcanobacterium haemolyticum	**Penicillin ± Aminoglycosid**	Makrolide, Ciprofloxacin
Bacillus anthracis	**Ciprofloxacin/Levofloxacin** Bei Lungenmilzbrand zusätzlich Clindamycin + Rifampicin	Doxycyclin, Ampicillin (wenn sensibel)
Bacteroides-fragilis-Gruppe	**Metronidazol**	Cefoxitin, Carbapenem, Clindamycin
Bartonella henselae, Bartonella quintana	**Makrolide**	Doxycyclin ± Rifampicin, Ciprofloxacin
Bordetella pertussis	**Makrolide**	Cotrimoxazol
Borrelia burgdorferi	**Ceftriaxon**	Doxycyclin, Makrolide, Penicillin G, Ampicillin
Borrelia recurrentis Borrelia duttonii u.a. Rückfallfieber-Borrelien	**Doxycyclin**	Makrolide, Ceftriaxon, Ampicillin

Erreger	Therapie der 1. Wahl	Alternative
Brucella sp.	**Doxycyclin + Aminoglykosid + Rifampicin**	Rifampicin + Cotrimoxazol oder Fluorochinolon
Burkholderia cepacia	**Cotrimoxazol, Carbapenem**	Fluorochinolon, Ceftazidim
Burkholderia mallei	**Ceftazidim, Carbapenem**	Cotrimoxazol, Gentamicin
Burkholderia pseudomallei	**Ceftazidim, Carbapenem**	Erythromycin, Cotrimoxazol, *(Amoxicillin/Clavulansäure, Carbapenem)*
Calymmatobacterium (Klebsiella) granulomatis	**Azithromycin, Doxycyclin**	Erythromycin, Cotrimoxazol
Campylobacter jejuni	**Erythromycin und andere Makrolide**	Fluorochinolon (Resistenz möglich)
Campylobacter fetus	**Carbapenem**	Aminoglykosid
Capnocytophaga canimorsus	**Ampicillin/Beta-Lactamase-hemmer**	Fluorochinolon
Cardiobacterium hominis	**Penicillin G ± Aminoglykosid, Ceftriaxon, Cefotaxim**	Vancomycin, Ciprofloxacin
Chlamydia pneumoniae	**Doxycyclin**	Makrolide, Fluorochinolon
Chlamydia psittaci	**Doxycyclin**	Makrolide
Chlamydia trachomatis	**Doxycyclin, Makrolide**	Fluorochinolon
Chryseobacterium meningosepticum	**Vancomycin + Rifampicin**	Cotrimoxazol, Fluorochinolone
Citrobacter freundii	**Carbapenem**	Fluorochinolone
Citrobacter koseri (diversus)	**Carbapenem**	Ciprofloxacin, Aminoglykoside
Clostridium difficile	**Metronidazol p.o.**	Vancomycin p.o.
Clostridium perfringens	**Penicillin G + Clindamycin**	Metronidazol, Carbapenem, Daptomycin
Clostridium tetani	**Metronidazol, Penicillin G**	Tetracyclin, Carbapenem
Corynebacterium diphtheriae	**Penicillin G**	Cephalosporine Gruppe 1, Erythromycin
Corynebacterium jeikeium, C. urealyticum	**Vancomycin**	Penicillin G + Tobramycin
Coxiella burnetii	**Doxycyclin**	Makrolide
• Akute Erkrankung	**Doxycyclin**	Levofloxacin
Ehrlichia spp.	**Doxycyclin**	Tetrazyklin, Rifampicin, Chinolone
• Chron. Erkrankung	**Doxycyclin + Rifampicin**	Levofloxacin + Rifampicin
Ehrlichia chaffeensis, Anaplasma (Ehrlichia) phagocytophila	**Doxycylin**	Tetrazyklin

Erreger	Therapie der 1. Wahl	Alternative
Eikenella corrodens	**Penicillin G, Aminopenicilline ± Beta-Lactamasehemmer**	Cotrimoxazol, Fluorochinolone
Enterobacter sp.	**Carbapenem**	Piperacillin/Tazobactam, Tigecyclin
Enterococcus faecalis	**Ampicillin + Gentamicin**	Vancomycin (+ Gentamicin), Linezolid, Daptomycin
Enterococcus faecium • Vancomycin sensibel	**Vancomycin**	Teicoplanin, Quinupristin/Dalfopristin, Linezolid, Daptomycin, Tigecyclin
• Vancomycin resistent (VRE)	**Linezolid, Daptomycin, Tigecyclin**	Quinupristin/Dalfopristin
Erysipelothrix rhusiopathiae	**Penicillin G; Ampicillin**	Cefazolin
Escherichia coli	**Ampicillin/Amoxicillin, Trimethoprim, Cotrimoxazol, Chinolone** (sehr stark von der lokalen Resistenzsituation abh.)	Cefuroxim, Cefotaxim
Francisella tularensis	**Gentamicin**	Doxycyclin
Fusobacterium	**Penicillin**	Metronidazol
Gardnerella vaginalis	**Metronidazol**	Aminopenicilline
Gonokokken	**Cefixim** (WHO-Empfehlung: orale Einmalgabe bei unkomplizierter Gonorrhoe)	Ceftriaxon (WHO-Empfehlung: i.m. Einmalgabe bei unkomlizierter Gonorrhoe), Makrolide, Ciprofloxacin (bis zu 50% Resistenzrate in Deutschland)
Hafnia alvei	s. Enterobacter spp.	
Haemophilus ducreyi	**Ceftriaxon, Azithromycin**	Amoxicillin/Clavulansäure, Fluorochinolone
Haemophilus influenzae		
• Meningitis, Epiglottitis, lebensbedrohliche Erkr.	**Cefotaxim, Ceftriaxon**	Cotrimoxazol, Ampicillin, Chinolone
• Nicht lebensbedrohliche Erkrankung	**Amoxicillin/Clavulansäure, Cefaclor, Cefuroxim**	Clarithromycin, Azithromycin, Chinolone
Helicobacter pylori	**PPI + Clarithromycin + Amoxicillin**	PPI + Clarithromycin + Metronidazol
Klebsiella pneumoniae, Klebsiella oxytoca	**Cephalosporine, Chinolone Gr. 3/ Gr. 4**	Cotrimoxazol, Tetrazykline, Carbapenem (zunehmend ESBL)
Klebsiella ozaeneae, Klebsiella rhinoscleromatis	**Chinolone**	Rifampicin + Cotrimoxazol
Lactobacillus sp.	**Penicillin G, Aminopenicilline**	Clindamycin, Erythromycin
Legionella sp.	**Makrolide**	Levofloxacin (±Rifampicin)

Erreger	Therapie der 1. Wahl	Alternative
Leptospiren	**Penicillin, Ampicillin**	Doxycyclin
Listeria monocytogenes	**Amoxicillin, Penicillin G** (ggf. + Gentamicin)	Cotrimoxazol, Erythromycin, Moxifloxacin
Meningokokken	**Penicillin G, Rifampicin** (Expositionsprophylaxe mit Chinolonen/Rifampicin)	Ceftriaxon, *(Cefuroxim, Cefotaxim)*
Moraxella (Branhamella) catarrhalis	**Amoxicillin/Clavulansäure**	Cotrimoxazol, Cefuroxim, Levofloxacin
Morganella sp.	**Ceftriaxon, Cefotaxim**	Carbapenem, Aminoglykoside, Fluorochinolone, Cotrimoxazol
Mycobacterium avium-intracellulare		
• Akuttherapie	**Clarithromycin + Ethambutol (Rifabutin)**	Azithromycin + Ethambutol (evtl. + Rifabutin) + Moxifloxacin
• Erhaltungstherapie	**Clarithromycin + Ethambutol**	Azithromycin + Ethambutol
• Primärprophylaxe	**Azithromycin**	Clarithromycin
Mycobacterium fortuitum	**Clarithromycin + Cotrimoxazol + Amikacin**	Sulfonamide + Tetrazykline + Clarithromycin + Moxifloxacin
Mycobacterium kansasii	**Rifampicin (Rifabutin) + Isoniazid + Ethambutol + Levofloxacin (Sparfloxacin)**	Rifampicin (Rifabutin) + Prothionamid + Amikacin + Clarithromycin + Moxifloxacin
Mycobacterium marinum	**Cotrimoxazol (evtl. + Chinolone), Clarithromycin**	Minocyclin od. Rifampicin + Ethambutol + Moxifloxacin
Mycobacterium tuberculosis		
• Akut bronchopulmonal	**Standardtherapie: INH + RMP + PZA + EMB (2 M.), dann INH + RMP (4 M.)** **oder (v.a. Kleinkinder): INH + RMP + PZA + SM (2 M.), dann INH + RMP (4 M.)**	3-fach Schema (INH + RMP + PZA über 2 M., dann INH + RMP über 4 M.) nur wenn kein Anhalt für Resistenz + keine Kavernen
• INH-Resistenzen oder -unverträglichkeiten	**RMP + PZA + EMB + SM (2 M.), dann RMP + EMB (7–10 M.)**	Multiresistenz (INH + RMP): PZA + EMB + Protionamid + Fluorochinolon + Amikacin +/- Terizidon (3-6 M.), dann ggf. Reduktion auf EMB + Protionamid + Chinolon (Gesamttherapiedauer ≥ 24 M., optimale Th-Überwachung)
• RMP-Resistenzen oder -unverträglichkeiten	**INH + PZA + EMB + SM (2 M.), dann INH + EMB (10–16 M.)**	
• Miliar-Tbc, Tbc-Meningitis	**INH + RMP + PZA + SM + Steroide** (systemisch)	

Erreger	Therapie der 1. Wahl	Alternative
Mycoplasma pneumoniae	**Makrolide incl. Telithromycin**	Doxycyclin, Chinolone
Nocardia asteroides	**Cotrimoxazol, Sulfonamide** (Bei pulmonaler und disseminierter Infektion initial Carbapenem +/- Amikacin)	Minocyclin; Amikacin + Carbapenem oder Ceftriaxon/Cefuroxim (bei Hirnabszess)
Nocardia brasiliensis	**Cotrimoxazol, Sulfonamide** (Bei pulmonaler und disseminierter Infektion initial Carbapenem +/- Amikacin)	Amoxicillin/Clavulansäure; Amikacin + Ceftriaxon (hoch dosiert), Carbapeneme
Pasteurella multocida	**Penicillin G, Amoxicillin**	Doxycyclin
Peptokokken	**Penicillin, Amoxicillin/ Clavulansäure**	Clindamycin, Erythromycin, Vancomycin, Tetrazykline, Daptomycin
Peptostreptokokken	s. Peptokokken	
Pneumokokken		
• Penicillin sensibel	**Penicillin G, Penicillin V, (Aminopenicilline)**	Makrolide (nur bei Penicillin-allergie), Levofloxacin, Moxifloxacin
• Penicillin resistent	**Chinolone Gruppe 3/4 Cefotaxim**	Linezolid, Carbapenem, Levofloxacin, Moxifloxacin, Daptomycin
Porphyromonas, Prevotella	**Penicillin**	Metronidazol, Clindamycin
Proteus mirabilis	**Cephalosporine (Gruppe 2, 3a, 3b), Ampicillin**	Aminoglykoside, Carbapeneme, Chinolone
Proteus vulgaris	**Cephalosporine Gr. 3a, 3b, Ciprofloxacin, Levofloxacin, Piperacillin/Tazobactam**	Aminoglykoside, Carbapeneme
Providencia sp.	**Cephalosporine (Gr. 3a, 3b), Chinolone**	Aminoglykoside, Carbapeneme, Cephalosporine Gruppe 5
Pseudomonas aeruginosa	**Piperacillin/Tazobactam (+ Aminoglykosid), Ceftazidim (+ Amino-glykosid), Cefepime**	Carbapenem (+ Aminoglykosid), Ciprofloxacin, Levofloxacin
Rhodococcus equi	**Vancomycin, Carbapenem** (evtl. Kombinations-Therapie)	Erythromycin od. Carbapenem + Rifampicin, Chinolone
Rickettsien	**Doxycyclin**	Chinolone, Chloramphenicol
Salmonella enterica	**Ciprofloxacin, Ceftriaxon**	Ampicillin, Cotrimoxazol
Serratia marcescens	**Cephalosporine Gr. 3a, 3b, Chinolone**	Carbapeneme, Aminoglykoside, Tigecyclin
Shigella sp.	**Ciprofloxacin**	Cotrimoxazol, Ampicillin

Erreger	Therapie der 1. Wahl	Alternative
Staphylococcus aureus		
• Methicillinsensibel	**Flucloxacillin, Oxacillin**	Cephalosporine Gr. 1 u. 2, Penicillin G (bei penicillinempfindlichen Stämmen)
• Methicillinresistent	**Vancomycin**	Linezolid, Daptomycin, Tigecyclin, Ceftobiprole
Staph. epidermidis	s. Staphylococcus aureus (häufig nur Kolonisator)	
Streptobacillus moniliformis	**Penicillin**	
Strept. pneumoniae	s. Pneumokokken (→ S.65)	
Strept. pyogenes	**Penicillin**	Makrolide (Penicillinallergie), Cephalosporine Gr. 1, Moxifloxacin, Levofloxacin, Tigecyclin, Daptomycin
Treponema pallidum	**Penicillin G**	Cephalosporine Gr. 3 (WHO-Empfehlung: Schwangere mit nicht-anaphylaktischer Penicillinallergie), Makrolide (WHO: Schwangere mit Penicillinallergie vom Soforttyp, Versagerrisiko ↑), Doxycyclin/Tetrazyklin
Ureaplasma	**Makrolide, Tetrazykline**	Ciprofloxacin
Vibrio cholerae	**Tetrazykline** (Verkürzung des Krankheitsverlaufs möglich)	
Vibrio parahemolyticus	**Tetrazykline, Chinolon** (Krankheitsverlauf nicht verkürzt)	
Xanthomonas maltophilia	**Cotrimoxazol**	Ticarcillin/Clavulansre., Aztreonam (+ Ticarcillin/Clavulansre.)
Yersinia enterocolitica	**Chinolone, Cephalosporine Gruppe 3a**	Cotrimoxazol, Doxycyclin, Aminoglykoside
Yersinia pestis	**Gentamicin, Ciprofloxacin, Levofloxacin**	Doxycyclin, Chloramphenicol
Yersinia pseudotubercul.	**Chinolon, Cephalosporin Gr. 3a**	Cotrimoxazol, Doxycyclin

2.3 Viren

Erreger	Therapie der 1. Wahl	Alternative
Enterovirus (Meningitis)	keine spezifische Therapie	
Hämorrhagisches Fieber	Ribavirin	
Hepatitis-A-Virus	keine spezifische Therapie	
Hepatitis-B-Virus	IFN alpha, Lamivudin, Adefovir, Telbivudin	
Hepatitis-C-Virus	IFN alpha + Ribavirin	

Erreger	Therapie der 1. Wahl	Alternative
Cytomegalie-Virus	**Ganciclovir, Valganciclovir**	Foscarnet, Cidofovir
Epstein-Barr-Virus	keine bekannt	
Humanes Herpes-Virus 6	keine bekannt	
Humanes Herpes-Virus 7	keine bekannt	
Humanes Herpes-Virus 8	keine bekannt	
Herpes-Simplex-Virus	**Aciclovir, Valaciclovir**	Famciclovir
Varizella-zoster-Virus	**Aciclovir, Valaciclovir**	Brivudin
Influenzaviren	**Oseltamivir**	Zanamivir
Masern-Virus	keine spezifische Therapie	
Papilloma-Virus	Imiquimod	
Parvovirus B19	keine spezifische Therapie bekannnt	
Papova-/Polyoma-Virus	keine spezifische Therapie bekannnt	
Repiratory Syncytial Virus	Ribavirin	
Rhinoviren	keine spezifische Therapie bekannnt	

2.4 Pilze

2.4.1 Hefepilze

Erreger	Therapie der 1. Wahl	Alternative
Candida albicans	**Fluconazol**	Itraconazol, Amphotericin B, Echinocandine
Candida spp.	**Echinocandine**	Fluconazol, Itraconazol, Amphotericin B

2.4.2 Sprosspilze

Erreger	Therapie der 1. Wahl	Alternative
Cryptococcus neoformans	Fluconazol + Amphotericin B + Flucytosin	
Malassezia furfur, (Pityrosporum ovale)	**Ketoconazol** topisch/ systemisch	Fluconazol, Itraconazol
Pityriasis versicolor	**Ketoconazol** topisch/system.	Fluconazol, Itraconazol

2.4.3 Schimmelpilze

Erreger	Therapie der 1. Wahl	Alternative
Aspergillus fumigatus	**Voricanazol, Posaconazol, Amphotericin B**	Caspofungin, Micafungin, Itraconazol
Penicillium marneffei (Penicillosis) (Systemische Pilzinfektion bei immun-suppr. Pat. in SO-Asien)	**Amphotericin B**	Itraconazol
Schwärzepilze (Clado-sporium-, Fonsecaea-, Phialophora-Arten)	**Amphotericin B, Posaconazol**	

2.4.4 Dermatophyten

Erreger	Therapie der 1. Wahl	Alternative
Microsporum spp.	**Terbinafin**	Itraconazol
Trichophyton spp.	Lokal Terbinafin, oral Terbinafin oder Azole	
Epidermophyton spp.	**Terbinafin**	Itraconazol

2.4.5 Dimorphe Pilze

Erreger	Therapie der 1. Wahl	Alternative
Blastomyces	**Itraconazol, Voriconazol, Posaconazol**	Amphotericin B
Coccidioidomycose	**Fluconazol, Voriconazol, Posaconazol**	Amphotericin B
Histoplasma capsulatum	**Amphotericin B, Voriconazol, Posaconazol**	Itraconazol
Sporothrix schenckii (Zygomyzeten)	**Itraconazol**	Kaliumjodid (oral)

2.4.6 Andere

Erreger	Therapie der 1. Wahl	Alternative
Encephalitozoon intestinalis, Encephalitozoon hellem/cuniculi	**Albendazol**	
Enterocytozoon bieneusi	**Fumagillin**	
Pneumocystis jiroveci	**Cotrimoxazol, Dapson + Trimethoprim**	Atovaquon, Pentamidin, Echinocandine

2.5 Parasiten

2.5.1 Intestinale Protozoen

Erreger	Therapie der 1. Wahl	Alternative
Balantidium coli	**Tetrazyklin**	Metronidazol, Iodoquinol
Blastocystis hominis	**Metronidazol**	Cotrimoxazol, Iodoquinol
Cryptosporidium parvum	**Nitazoxanid**	Paromomycin
Cyclospora cayetanensis	**Cotrimoxazol**	
Dientamoeba fragilis	**Metronidazol**	Tetrazyklin, Iodoquinol, Paromomycin
Entamoeba histolytica	**Metronidazol + Diloxanidfuroat** oder **Paromomycin**	Tinidazol, Nimorazol, Chloroquin, Iodoquinol
Giardia lamblia	**Metronidazol**	Tinidazol, Nimorazol Albendazol, Paromomycin
Isospora belli	**Cotrimoxazol**	Pyrimethamin

2.5.2 Extraintestinale Protozoen (Internet-Link: Tropeninstitute: www.dtg.mwn.de)		
Erreger	**Therapie der 1. Wahl**	**Alternative**
Acanthamoeba species	**Pentamidin** **Keratitis: Chlorhexidin**	Ketoconazol, Itraconazol, Fluconazol, Cotrimoxazol, Rifampicin, Sulfadiazin
Babesia microti	**Chinin + Clindamycin**	Atovaquon + Azithromycin
Leishmania brasiliensis-Komplex	**Natriumstiboglukonat, Megluminantimonat**	Liposomales Amphotericin B, Pentamidin
Leishmania donovani-Komplex	**Liposomales Amphotericin B**	Natriumstiboglukonat, Meglu-minantimonat, Pentamidin, Paromomycin, Miltefosine
Leishmania mexicana-Komplex u.a. (neue Welt) **Leishmania tropica + major** (alte Welt)	**Paromomycin topisch, Natriumstiboglukonat, Megluminantimonat**	Pentamidin, Ketoconazol, Fluconazol, Miltefosine
Naegleria fowleri	**Amphotericin B**	Miconazol, Rifampicin
Plasmodium falciparum	**Atovaquon/Proguanil**	Mefloquin, Artemether/Lume-fantrin, Chinin + Tetracyclin
Plasmodium malariae	**Chloroquin**	Mefloquin, Atovaquon/ Proguanil
Plasmodium ovale	**Chloroquin, Primaquin**	
Plasmodium vivax	**Chloroquin, Primaquin**	Mefloquin, Chinin
Toxoplasma gondii	**Pyrimethamin + Sulfadiazin**	Spiramycin, Clindamycin, Clarithromycin, Azithromycin, Dapsone, Cortrimoxazol
Trichomonas vaginalis	**Metronidazol**	Tinidazol
Trypanosoma brucei gambiense	**Pentamidin** **ZNS-Invasion: Eflornithin**	Suramin, Melarsoprol
Trypanosoma brucei rhodesiense	**Suramin** **ZNS-Invasion: Melarsoprol**	Pentamidin, Eflornithin
Trypanosoma cruzi	**Nifurtimox**	Benznidazol

2.5.3 Nematoden mit Darminfestation		
Erreger	**Therapie der 1. Wahl**	**Alternative**
Ancylostoma duodenale	**Mebendazol**	Albendazol, Levamisol, Pyrantel
Ascaris lumbricoides (Spulwurm)	**Mebendazol**	Albendazol, Pyrantel, Piperarzin
Enterobius vermicularis (Madenwurm)	**Pyrvinium**	Mebendazol, Albendazol, Pyrantel
Necator americanus	**Mebendazol**	Albendazol, Levamisol, Pyrantel
Strongyloides stercoralis (Zwergfadenwurm)	**Albendazol**	Ivermectin, Tiabendazol

Erreger	Therapie der 1. Wahl	Alternative
Trichostrongylus spp.	**Mebendazol**	Albendazol
Trichuris trichiura (Peitschenwurm)	**Mebendazol**	Albendazol

2.5.4 Nematoden, blut- und gewebeparasitisch

Erreger	Therapie der 1. Wahl	Alternative
Ancylostoma duodenale	**Mebendazol, Thoabendazol**	
Ancylostoma caninum (Larva migrans, kutane)	**Thiabendazol lokal**	
Anisakis simplex	**Thiabendazol**	
Brugia malayi, Brugia timori	**Diethylcarbamazin**	Ivermectin, Albendazol
Dracunculus medinensis	**Langsame, manuelle Extraktion aus der Haut**	Additiv Metronidazol
Gnathostoma spinigerum	**Albendazol**	Ivermectin
Loa loa	**Diethylcarbamazin**	Ivermectin, Albendazol
Mansonella ozzardi	**Ivermectin**	Albendazol, Mebendazol
Mansonella perstans	**Ivermectin**	Albendazol, Mebendazol
Mansonella streptocerca	**Ivermectin**	Diethylcarbamazin
Onchocerca volvulus	**Ivermectin**	Diethylcarbamazin
Toxocara canis	**Thiabendazol**	Diethylcarbamazin
Trichinella spiralis	**Albendazol**	Tiabendazol, Mebendazol
Wuchereria bancrofti	**Diethylcarbamazin**	Ivermectin, Albendazol

2.5.5 Trematoden (Saugwürmer)

Erreger	Therapie der 1. Wahl	Alternative
Clonorchis sinensis	**Praziquantel**	
Darmegel, kleine (Echinostoma, Heterophyes, Metagonimus)	**Praziquantel**	Niclosamid, Tetrachlorethylen
Fasciola hepatica (großer Leberegel)	**Triclabendazol**	
Fasciolopsis buski (Riesendarmegel)	**Praziquantel**	Niclosamid, Tetrachlorethylen
Opisthorchis sinensis (Leberegel)	**Praziquantel**	Albendazol
Paragonimus westermani u.a. spp. (Lungenegel)	**Praziquantel**	Triclabendazol
Schistosoma spp.	**Praziquantel**	Metrifonat (nur S. haematobium), Oxamniquine (nur S. mansoni)

2.5.6 Zestoden (Bandwürmer)

Erreger	Therapie der 1. Wahl	Alternative
Echinococcus		
• **E. granulosus** (Hundebandwurm)	**Albendazol**	Mebendazol
• **E. multilocularis** (Fuchsbandwurm)	**Albendazol**	Mebendazol
Intestinale Bandwürmer		
• **Diphyllobothrium latum** (Fischbandwurm)	**Praziquantel**	Mebendazol, Niclosamid
• **Hymenolepis nana** (Zwergbandwurm)	**Praziquantel**	
• **Taenia saginata** (Rinderbandwurm)	**Praziquantel**	Niclosamid, Mebendazol
• **Taenia solium** (Schweinebandwurm)		
– Wurminfektion	**Praziquantel**	Niclosamid, Mebendazol
– Zystizerkose	**Albendazol**	Praziquantel

2.5.7 Ektoparasiten

Erreger	Therapie der 1. Wahl	Alternative
Flöhe		
• **Menschenfloh** (Pulex irritans)	Insektizide (Dekontamination verflohter Räume), intensives Staubsaugen zur Ei-Entfernung	Symptomatisch Antihistaminika
Läuse		
• **Kleiderlaus** (Pediculus humanus)	Dekontamination betroffener Kleidung (Kochen, Bügeln, Insektizide)	
• **Kopflaus** (Pediculus capitis) • **Filzlaus** (Phthirus pubis)	Externa mit **Pyrethrum** oder **Pyrethroiden** (Allethrin, Permethrin) in Komb. mit **Piperonylbutoxid** Säuglinge und Schwangere nur unter ärztl. Kontrolle u. Beachtung d. Kontraindikationen	Externa mit Lindan, mechanische Entfernung (unterstützt durch Kokosöl oder Essigwasser)
Milben (Skabies)		
• **Krätzmilbe** (Sarcoptes scabiei)	Externa mit **Benzylbenzoat** oder **Lindan** Säuglinge und Schwangere nur unter ärztl. Kontrolle u. Beachtung d. Kontraindikationen	Externa mit Crotamiton oder mit Allethrin in Komb. mit Piperonylbutoxid; Ivermectin 200(-250*) µg/kg po als ED, ggf. Wh. nach 8 d

* in D nicht zugelassen

3 Antiinfektiva

3.1 Penicilline

3.1.1 Benzylpenicilline

empf.: Pneumo-, Strepto-, Meningo-, Staphylokokken (nur wenige Stämme), Aktinomyceten, Leptospiren, C. diphteriae, Treponemen, Borrelien, Past. multocida, Fusobakt., Peptokokken, Clostridien; **resist.:** Enterobakt., Pseudomonas, B. fragilis, E. faecium, Nocardia, Mycoplasmen, Chlamydien, Beta-Lactamasebildner; **UW:** allerg. Hautreakt., Lyell-Syndr., Anaphylaxie, Vaskulitis, Myoklonien, Krampfanfall, Mundtrockenheit, Nausea, Erbrechen, Diarrhoe, Herxheimer-Reakt., BB-Veränderungen, hämolyt. Anämie, interstit. Nephritis, Superinf. durch resistente Bakt./Sprosspilze; **KI:** Penicillinüberempfindlichkeit, Cave in SZ; **Ink:** Methotrexat, Tetracycline

Penicillin G (Benzylpenicillin) Rp	HWZ 20–50 min, Q_0 0.4, PPB 45–65%, PRC B, Lact +
Penicillin G *Inf.Lsg. 0.5, 1, 5, 10 Mio IE* **Penicillin Grünenthal** *Inf.Lsg. 1, 5, 10 Mio IE*	**Normal empfindliche Keime:** 1–5 Mio IE/d i.v./i.m. in 4–6 ED; **Meningitis, Endokarditis:** 20–60 Mio IE/d i.v.; **Ngb.:** 0.05–0.1Mio IE/kg/d i.v. in 2 ED; **Ki. 1–12M.:** 0.05–1Mio IE/kg/d i.v. in 3–4 ED; **1–12J.:** 0.05–0.5Mio IE/kg/d i.v. in 4–6 ED; **DANI** GFR 46–120: 5 Mio IE in 3 ED; 19-45: 4 Mio IE in 3 ED; 9-18: 5 Mio IE in 2 ED 3-8: 3 Mio IE in 2 ED; < 2: 2 Mio IE in 2 ED

Benzylpenicillin-Benzathin Rp	HWZ Tage bis Wochen
Pendysin *Inj.Lsg. 1.2 Mio IE* **Tardocillin** *Inj.Lsg. 1.2 Mio IE*	**Rezid.-Pro rheumat. Fieber:** 1–2 x/M. 1.2 Mio IE i.m.; **Lues I/II:** 2.4 Mio IE i.m. (verteilt auf 2 verschiedene Inj.stellen); **Ki. > 1M.:** 50000 IE/kg/W., max. 2.4 Mio. IE, für 3 W.

3.1.2 Oralpenicilline (Phenoxypenicilline)

empf. und resist.: s. Benzylpenicilline → 3.1.1; **UW/KI:** s. Benzylpenicilline → 3.1.1

Penicillin V (Phenoxymethylpenicillin) Rp	HWZ 35 min Q_0 0.6 PPB 71–89% PRC B Lact+
Arcasin *Tbl. 1, 1.5Mio IE; Saft (5ml = 0.3 Mio IE); Trockensaft (5ml = 0.3Mio IE)* **Infectocillin** *Tbl. 1, 1.5 Mio IE; Saft (5ml = 0.25, 0.3, 0.4, 0.5Mio IE)* **Isocillin** *Tbl. 1.2Mio IE; Trockensaft (5ml = 0.3Mio IE)* **Ispenoral** *Tbl. 1, 1.5 Mio. IE* **Megacillin oral** *Tbl. 1, 1.5Mio IE; Trockensaft (5ml = 0.3Mio IE)* **PenHEXAL** *Tbl. 1, 1.5Mio IE; Trockensaft (4ml = 0.32Mio IE)* **Penicillin V-ratioph.** *Tbl. 1, 1.5Mio IE; Trockensaft (5ml=0.4Mio IE)*	**HNO-, Atemwegs-, Haut-, Mund-Kiefer-Zahn-Infektionen, Endokarditispro., Rezidiv-Pro des rheumatischen Fiebers, Scharlach, Erysipel, Lymphadenitis:** 3 x 0.6–1.5 Mio IE p.o.; **Ki. < 1M.:** 45000–60000 IE/kg/d; **2–3M.:** 40000–64000 IE/kg/d; **4.M.–1J.:** 400000–600000 IE/d p.o. in 3–4 ED; **1–2J.:** 600000–900000 IE/d; **2–4J.:** 900000–1.4Mio IE/d; **4–8J.:** 1.2–1.8Mio IE/d; **8–12J.:** 1.2–2.4Mio IE/d; **DANI** GFR > 15: 100%; < 15: 2 x 0.6–1.5 Mio IE

Propicillin Rp	HWZ 0.5–1 h, Qo 0.7, PPB 80–85%
Baycillin *Tbl. 1Mio IE*	**IND** s. Penicillin V: 3 x 1 Mio IE p.o.; **Ki. < 14J.:** KI

3.1.3 Beta-Lactamase-resistente Penicilline (Isoxazolylpenicilline)

empf. und resist.: gute Aktivität gegen Beta-lactamasebildende Staphylokokken; bei den übrigen grampositiven Bakterien jedoch schwächere Aktivität als Penicillin G;
UW/KI: s. Benzylpenicilline → 72

Dicloxacillin Rp	HWZ 0.7 h, Qo 0.6, PPB 97%, PRC B, Lact ?
InfectoStaph *Kps. 250mg*	**Staphylokokken-Infektion:** 4 x 0.5–1g p.o.; **Ki. bis 3M.:** 3 x 30–50mg/kg; **3M.–1J.:** 4 x 125–250mg; **1–6J.:** 4 x 250–500mg; > **6J.** siehe Erwachsene; **DANI** terminale Niereninsuffizienz: 3 x 1g; **DALI** Dosisreduktion
Flucloxacillin Rp	HWZ 0.7–1 h, Qo 0.3, PPB 92–96%
Fluclox *Inf.Lsg. 1, 2g* **Flucloxacillin Curasan** *Inf.Lsg. 1, 2g* **Staphylex** *Kps. 250, 500mg; Inf.Lsg. 0.25, 0.5, 1, 2g*	**Staphylokokken-Infektion:** 3 x 1g p.o.; 3 x 1–2g i.v./i.m., max. 12g/d p.o./i.v., max. i.m.-ED: 2g; **Ki. < 6J.:** 40–50mg/kg/d p.o./i.v. in 3 ED; **6–10J.:** 3 x 250–500mg p.o./i.v.; **10–14J.:** 3–4 x 500mg p.o./i.v.; **DANI** GFR 18: 1.5g in 4 ED; 8: 1.5g in 3 ED; 2: 1g in 3 ED; 0.5: 2g 1x/d ; **DALI** nicht erforderlich
Methicillin	wegen Toxizität nicht mehr im Handel
Verwendung nur noch zur Resistenzprüfung bei Staphylokokken; **MRSA** = Methicillin-resistant-Staphylococcus-aureus; **MSSA** = Methicillin-sensitive-Staphylococcus-aureus	
Oxacillin Rp	HWZ 23–45 min, Qo 0.6, PPB 97%, PRC B, Lact +
InfectoStaph *Inf.Lsg. 0.5, 1g*	**Staphylokokken-Infektion:** 4 x 0.5–1g i.v./i.m.; **Ngb. < 3kg:** 2 x 20mg/kg i.v., 2 x 30mg/kg i.m.; **Ki. bis 3M.:** 3 x 20mg/kg i.v.; **bis 1J.:** 4 x 20mg/kg i.v.; **1–6J.:** 4 x 250–500mg i.v.; > **6J.:** siehe Erwachsene; **Endokarditis:** 9–12g/d i.v. in 6 ED; **DANI** GFR < 10: max. 4 x 1g/d

3.1.4 Breitbandpenicilline (Aminobenzylpenicilline)

empf.: im Vergleich zu Penicillin G zusätzlich Enterokokken, Haemophilus influenzae, E. coli, Listerien, Proteus mirabilis, Salmonellen, Shigellen; **resist.:** Bacteroides fragilis, Pseudomonas, E. faecium, Nocardia, Mykoplasmen, Chlamydien, Beta-Lactamasebildner, Klebsiellen, Yersinien; **UW/KI:** s. Benzylpenicilline → 72; **KI:** infektiöse Mononukleose; **Ink:** Allopurinol

Amoxicillin Rp	HWZ 1-2h, Qo 0.12, PPB 17-20%, PRC B, Lact +
Acellin *Kautbl. 1g; Trinktbl. 250mg* **Amoxicillin-ratioph.** *Tbl. 500, 750, 1000mg; Brausetbl. 1000mg; Trockensaft (1Messl.=250, 500mg)* **AmoxiHEXAL** *Tbl. 500, 750, 1000mg; Saft (1 Messl. = 250, 500mg)* **Amoxypen** *Tbl. 500, 750, 1000mg; Trockensaft (1 Messl. = 250, 500mg)* **Infectomox** *Tbl. 1g; Brausetbl. 1g; Trockensaft (1 Messl. = 250, 500, 750mg)* **Jutamox** *Tbl. 500, 750, 1000mg; Trockensaft (1 Messl. = 200mg)*	**HNO-, Atemwegs-, Harnwegs-, Magen-Darm-Trakt-, Haut-, Weichteilinfektionen, Listeriose:** 3 x 750-1000mg p.o.; **Ki. < 6J.:** 50mg/kg/d in 3-4 ED; **6-12J.:** 900-2000mg/d in 3-4 ED; **Endokarditis-Pro:** 3g p.o. 3h vor Eingriff; **Ki.:** 50mg/kg; **H.P.-Eradikation:** 2 x 1g p.o. + 2 x 500mg Clarithromycin + 2 x 20mg Omeprazol; **DANI** GFR: 20-30: 66%; < 20: 33%

Ampicillin Rp	HWZ 0.9h, Qo 0.06, PPB 20%, PRC B, Lact +
Ampicillin-ratioph. *Tbl. 1g; Inf.Lsg 0.5, 1, 2, 5g*	**HNO-, Atemwegs-, Harnwegs-, Magen-Darm-Trakt-, Haut-, Weichteilinfektionen, Listeriose, Osteomyelitis, Typhus, Meningitis, Endokarditis:** 2-6g/d p.o. in 3-4 ED; 1.5-6g/d i.v. in 2-4 ED, max. 15g/d; **Ki. < 6J.:** 100 (-150-200) mg/kg/d p.o./i.v. in 3-4 ED; > **6J.:** siehe Erwachsene; **Meningitis < 6J.:** 200-400mg/kg/d i.v.; **DANI** GFR: 20-30: 66%; < 20: 33%

3.1.5 Breitbandpenicilline mit Pseudomonaswirkung (Acylaminopenicilline)

empf. und resist.: weitgehend identisch mit Breitbandpenicillinen; Piperacillin: zusätzlich gute Aktivität bei Pseudomonas aeruginosa; **UW/KI:** s. Benzylpenicilline → 72

Mezlocillin Rp	HWZ 0.7-1.1h, Qo 0.4, PPB 30-40%, PRC B, Lact ?
Baypen *Inf.Lsg. 0.5, 1, 2, 4g*	**Sepsis, Endokarditis, Meningitis, Peritonitis, Pneumonie, abdominelle, gynäkologische, Knochen-, Weichteilinfektionen:** 3 x 2-5g i.v., bis 2 x 10g i.v.; **Ki <3kg:** 2 x 75mg/kg; **>3kg -14J.:** 3 x 75mg/kg; **DANI** GFR > 10: 100%; < 10: Intervall 12h, max. 2 x 5g

Piperacillin Rp	HWZ 1h, Qo 0.3, PPB 16–21%, PRC B, Lact +
Piperacillin Curasan *Inf.Lsg. 1, 2, 4g* **Piperacillin Eberth** *Inf.Lsg. 1, 2, 4g* **Piperacillin Fresenius** *Inf.Lsg. 1, 2, 4g* **PiperacillinHEXAL** *Inf.Lsg. 1, 2, 3, 4g* **Piperacillin Hikma** *Inf.Lsg. 2, 4g* **Piperacillin-ratioph.** *Inf.Lsg. 1, 2, 4g*	**Sepsis, Endokarditis, Meningitis, Peritonitis, Pneumonie, abdominelle, gynäkologische, Knochen-, Weichteilinfektionen:** 6–12g/d i.v. in 2–4 ED max. 24g/d; **Ki. < 2kg:** 150mg/kg/d i.v. in 3 ED; **> 2kg:** 300mg/kg/d in 3–4 ED; **1 M.–12J:** 100–200mg/kg/d in 2–4 ED **DANI** GFR 40–80: max. 4 x 4g; 20–40: 3 x 4g; < 20: 2 x 4g; HD: 3 x 2g

3.2 Betalactamaseinhibitoren

empf.: Erweiterung des Spektrums von Penicillinen um β-Lactamasebildende Stämme von Staphylokokken, Moraxella catarrhalis, E. coli, Haemophilus influenzae, Klebsiellen, Proteus, Gonokokken, Bacteroides fragilis; nur zusammen mit Betalaktamantibiotika wirksam!

Clavulansäure HWZ 60–75min

Nur in Kombination → 76

Sulbactam Rp	HWZ 1–2h, Qo 0.13, PPB 38%
Combactam *Inf.Lsg. 0.5, 1g* **Sulbactam Actavis** *Inf.Lsg. 1g* **Sulbactam Eberth** *Inf.Lsg. 1g* **Sulbactam HEXAL** *Inf.Lsg. 1g*	**Kombination mit Betalactam-Antibiotika:** 3–4 x 0.5–1g i.v. ; **Sgl., Ki.:** 50mg/kg/d in 3–4 ED, max. 80mg/kg/d; **DANI** GFR 15–30: max. 2g/d; < 15: max. 1g/d; HD: 1g alle 48h

Tazobactam

Nur in Kombination → 76

3.2.1 Breitbandpenicilline + Betalactamaseinhibitoren

Ampicillin + Sulbactam Rp	PRC B, Lact +
Ampicillin/Sul Kabi *Inf.Lsg. 1+0.5g, 2+1g* **Ampicillin + Sulbactam Actavis** *Inf.Lsg 1+0.5g; 2+1g* **Ampicillin HEXAL comp.** *Inf.Lsg 1+0.5g; 2+1g* **Ampicillin-ratioph. comp.** *Inf.Lsg 0.5+0.25g; 1+0.5g; 2+1g* **Unacid** *Inf.Lsg 0,5+0,25g, 1+0,5g; Inf.Lsg. 2+1g*	**Atemwegs-, Harnwegs-, Haut-, Weichteil-, abdominelle Infektionen:** 3–4 x 1.5–3g i.v.; **Ki. <1. W.:** 75mg/kg/d i.v. in 2 ED; **> 1. W.:** 150mg/kg/d in 3–4 ED; **DANI** > 30: 100%; 15–30: Dosierungsintervall 12h; 5–14: 24h; < 5: 48h

Amoxicillin + Clavulansäure Rp	PRC B, Lact +
Amoclav plus *Tbl. 500+125mg, 875+125mg; Trockensaft (5ml = 125+31.25, 250+62.5, 400+57mg)* **Amoxidura plus** *Tbl. 500+125mg, 875+125mg; Trockensaft (10ml = 250+62.5, 500 +125mg)* **Augmentan** *Tbl. 500+125, 875+125mg; Trockensaft (10ml = 250+62.5, 500+125mg, 800+114mg); Inf.Lsg. 250+25, 500+100, 1000+200, 2000+200mg*	**Atemwegs-, Harnwegs-, Haut-, Weichteil-, abdominelle Infektionen:** 3 x 500 + 125mg p.o.; 2 x 875 + 125mg p.o.; 3 x 1000–2000 + 200mg i.v.; **Ki.** < **2J.:** max. 40 + 10mg/kg/d p.o. in 3 ED; **2–12J.:** max. 60 + 15mg/kg/d p.o. in 3 ED; **DANI** GFR 10–30: 2 x 500 + 125mg p.o.; ini 1000 + 200mg, dann 2 x 500 + 100mg i.v.; < 10: 1 x 500 + 125mg p.o.; ini 1000 + 200mg, dann 1 x 500 + 100mg; **DALI** Anwendung nicht empfohlen

Sultamicillin (Amoxicillin + Sulbactam) Rp	
Unacid PD *Tbl. 375mg; Trockensaft (1 Messl. = 375mg)*	**Atemwegs-, Harnwegs-, Haut-, Weichteilinfektion:** 2 x 375–750mg p.o.; **Ki.:** 50mg/kg/d p.o. in 2 ED; **DANI** GFR 5–14: 1 x 375–750mg; < 5: 375–750mg alle 2d

Piperacillin + Tazobactam Rp	PRC B, Lact +
Piperacillin + Taz-ratioph. *Inf.Lsg. 4+0.5g* **Tazobac** *Inf.Lsg 4+0.5g* **Tazocin** *Inf.Lsg. 4+0.5g*	**Abdominelle, Atemwegs-,Haut-, Weichteilinfektion:** 3 x 4 + 0.5g i.v.; **Ki. 2–12J:** 3 x 100 + 12.5mg/kg i.v.; **DANI** GFR >20: 100%; 2–19, HD: 2 x 4 + 0.5g

3.3 Cephalosporine

3.3.1 Parenterale Cephalosporine Gruppe 1 (Cefazolin-Gruppe)

empf.: Staphylo-, Strepto-, Meningo-, Pneumokokken, E. coli, Klebsiella, Proteus mirabilis, Haemophilus influenzae; **resist.:** Enterokokken, Pseudomonas, Acinetobacter, Listerien, Chlamydien, Mykoplasmen, gramneg. Beta-Lactamasebildner; **UW:** allerg. Hautreakt., Lyell-Syndr., Anaphylaxie, Nausea, Erbrechen, Diarrhoe, Transaminasen ↑, Cholestase, interstitielle Pneumonie, BB-Veränderungen, hämolytische Anämie, Kreatinin ↑, interstitielle Nephritis, Superinfektion durch Bakt. od. Sprosspilze; **KI:** Überempfindlichkeit, Cave in SS/SZ; **Ink**: Alkohol

Cefazolin Rp	HWZ 2h, Q_0 0.06, PPB 65–92%, PRC B, Lact +
Baktozil *Inf.Lsg. 1g* **Basocef** *Inf.Lsg. 1, 2g* **Cefazolin HEXAL** *Inf.Lsg. 2g* **Cefazolin Hikma** *Inf.Lsg. 1, 2g* **Cefazolin Saar** *Inf.Lsg. 2g* **Cephazolin Fresenius** *Inf.Lsg. 1, 2g* **Saarzolin** *Inf.Lsg. 1, 2g*	**Atem-, Harn-, Gallenwegs-, Haut-, Weichteil-, Knocheninfektionen, Sepsis, Endokarditis:** grampos. Erreger: 1.5–2g/d; gramneg. Errerger: 3–4g/d i.v. in 2–3 ED, max. 12g/d; **Ki.** > **2M.:** 25–50mg/kg in 3–4 ED, max. 100mg/kg/d; **Ki.** < **2M.:** KI; **DANI** GFR > 35: 100%; 10–34: 50% alle 12h; < 10: 50% alle 18–24h

3.3.2 Parenterale Cephalosporine Gruppe 2 (Cefuroxim-Gruppe)

empf.: vergleiche Cefazolin-Gruppe → 76; deutlich besser bei E. coli, Klebsiella, Proteus mirabilis, Haemophilus influenzae, β-Lactamasebildnern; **resist.:** Enterokokken, Pseudomonas, Acinetobacter, Listerien, Chlamydien, Mykoplasmen; **UW/KI:** → 76

Cefotiam Rp	HWZ 0.7–1 h, Qo 0.35, PPB 40%, PRC B
Spizef *Inf.Lsg. 0.5, 1, 2g*	**Atemwegs-, Harnwegs-, HNO-, Haut-, Weichteil-, Knochen-, abdominelle Infektionen, Sepsis:** 2–3 x 1–2g i.v., max. 6g/d; **Gonorrhoe:** 1 x 1g i.m.; **Ki. 3M.–12J.:** 50mg/kg/d i.v. in 2 ED, max. 100mg/kg/d; **Früh-, Neugeborene:** 2–4 x 20mg/kg/d; **DANI** GFR 45: 3 x 1g; 18: 3 x 0.75g; 8: 3 x 0.5g; 2: 1 x 1g; 0.5: 1 x 0.75g

Cefuroxim Rp	HWZ 80min, Qo 0.1, PPB 30%, PRC B, Lact +
Cefuroxim Fresenius *Inf.Lsg. 0.25, 0.75, 1.5g* **Cefuroxim HEXAL** *Inf.Lsg. 0.75, 1.5g* **Cefuroxim-ratioph.** *Inf.Lsg. 0.25, 0.75, 1.5g* **Zinacef** *Inf.Lsg. 0.25, 0.75, 1.5g*	**Atemwegs-, Harnwegs-, Haut-, HNO, Knochen, abdominelle Infektionen, Sepsis:** unkompliziert: 1.5–2.25g/d i.v.; schwer: 3–4.5g/d i.v. in 2–3 ED, max. 6g/d; **Gonorrhoe:** 1 x 1.5g i.m.; **Ki. 1M.–12J:** 30–100mg/kg/d in 3 ED **DANI** GFR > 30: 100%; 10–30: ini 750–1500 mg, dann 2 x 500–750mg; < 5: 500–750mg alle 48h

Orales Cefuroxim s. Oralcephalosporine Gruppe 2 → 80

3.3.3 Parenterale Cephalosporine Gruppe 3a (Cefotaxim-Gruppe)

empf.: Staphylokokken, Haemophilus influenzae, Proteus mirabilis, Streptokokken, E. coli, Klebsiella pneumoniae, Gonokokken, Meningokokken, Salmonellen, Shigellen, Anaerobier, Morganella, Serratia; gegenüber der Cefuroximgruppe bessere Aktivität im gramnegativen Bereich; **resist.:** Enterokokken, Listerien, Pseudomonas, Clostridien, Legionellen, Mykoplasmen, Chlamydien, Treponema, MRSA, Bacteroides fragilis; **UW/KI:** → 76

Cefotaxim Rp	HWZ 1 h, Qo 0.35, PPB 25–40%, PRC B, Lact +
Cefotaxim Fresenius *Inf.Lsg. 0.5, 1, 2g* **Cefotaxim HEXAL** *Inf.Lsg. 0.5, 1, 2g* **Cefotaxim-ratioph.** *Inf.Lsg. 0.5, 1, 2g* **Claforan** *Inf.Lsg. 0.5, 1, 2g*	**Atemwegs-, Harnwegs-, Haut-, Weichteil-, Knochen-, abdominelle Infektion, Sepsis, Endokarditis, Meningitis:** 2 x 1–2g i.v.; schwere Infektion: 3–4 x 2–3g; **Gonorrhoe:** 1 x 0.5g i.v.; **Borreliose:** 6g/d i.v. in 2–3 ED; **Ki. bis 12J.:** 50–100mg/kg/d i.v. in 2 ED; **Frühgeborene:** max 50mg/kg/d; **DANI** GFR < 10: 50%; < 5: 1g in 2 ED

Ceftriaxon Rp	HWZ 8h, Qo 0.5, PPB 85–95%, PRC B, Lact +
Cefotrix *Inf.Lsg. 0.5, 1, 2g* **Ceftriaxon HEXAL** *Inf.Lsg. 0.5, 1, 2g* **Ceftriaxon Kabi** *Inf.Lsg. 0.5, 1, 2g* **Ceftriaxon-ratioph.** *Inf.Lsg. 0.5, 1, 2g* **Rocephin** *Inf.Lsg. 0.5, 1, 2g*	**Atemwegs-, Harnwegs-, Haut-, Weichteil-, Knochen-, abdominelle Infektion, Meningitis, Borreliose II–II:** 1 x 1–2g i.v.; schwere Infektion: 1 x 4g; **Gonorrhoe:** 1 x 250mg i.m.; **Ki. < 2W.:** 1 x 20–50mg/kg; **2W.–12J:** 1 x 20–80mg/kg; **Meningitis:** 1 x 100mg/kg i.v., max. 4g/d; **DANI** GFR: < 10: max. 2g/d

3.3.4 Parenterale Cephalosporine Gruppe 3b (Ceftazidim-Gruppe)

empf. und resist.: weitgehend identisch mit Cefotaxim-Gruppe → 77, jedoch erheblich stärkere Pseudomonas-Aktivität;
UW/KI: → 76

Cefepim Rp	HWZ 2h, Qo 0.07, PPB <19%, PRC B, Lact ?
Maxipime *Inf.Lsg. 0.5, 1, 2g*	**Sepsis, schwere Pneumonie, Harnwegs-, Gallenwegsinfektion:** 2–3 x 2g i.v.; **Ki. 1–2M.:** 2–3 x 30mg/kg/d; **2M. bis 40kg:** 2–3 x 50mg/kg/d; **DANI** GFR > 50: 100%; 30–50: 1–2 x 2g; 11–30: 1 x 1–2g; < 10: 1 x 0.5–1g

Ceftazidim Rp	HWZ 1.7h, Qo 0.05, PPB 10%, PRC B, Lact +
CeftazidimHEXAL *Inf.Lsg. 0.5, 1, 2g* **Ceftazidim Pharmore** *Inf.Lsg. 0.5, 1, 2g* **Ceftazidim-ratioph.** *Inf.Lsg. 0.5, 1, 2g* **Ceftazidim Sandoz** *Inf.Lsg. 1, 2g* **Fortum** *Inf.Lsg. 0.5, 1, 2g* **Infectozidim** *Inf.Lsg. 0.5, 1, 2g* **Solvetan** *Inf.Lsg. 1, 2g*	**Atemwegs-, Harnwegs-, Haut-, Weichteil-, Knochen-, abdominelle Infektionen, Sepsis, Meningitis:** 2–3 x 1–2g i.v.; **Ki. 0–8W.:** 2 x 12.5–30mg/kg i.v.; **2M.–1J.:** 2 x 25–50mg/kg; **1–14J.:** 2 x 15–50mg/kg oder 3 x 10–33mg/kg; max. 3 x 50mg/kg bzw. 6g/d; **DANI** GFR 31–50: 2 x 1g; 16–30: 1 x 1g; 6–15: 1 x 0.5g; < 5: 0.5g alle 48h

3.3.5 Parenterale Cephalosporine Gruppe 4

Kein Präparat im Handel

3.3.6 Parenterale Cephalosporine Gruppe 5 (Cefoxitin-Gruppe)

empf. und resist.: weitgehend identisch mit Cefuroxim-Gruppe → 77, gute Wirksamkeit gegen β-Lactamasebildende Anaerobier (z.B. Bacteroides); **UW/KI:** → 76

Cefoxitin Rp	HWZ 1 (3)h, Qo 0.3 (0.1), PPB 73%, PRC B, Lact +
Mefoxitin *Inf.Lsg. 2g*	**Atemwegs-, Harnwegs-, Haut-, Weichteil-, Knochen-, abdominelle Infektion, Sepsis, Endokarditis:** 3 x 1–2g i.v., max. 12g/d **Gonorrhoe:** 1 x 2g i.m. + 1g Probenecid p.o.; **Ki.** 20–40mg/kg alle 6–8h i.v.; **DANI** GFR 30–50: 2–3 x 1–2g; 10–29: 1–2 x 1–2g; 9–5: 1–2 x 0.5–1g; < 5: 0.5–1g alle 24–48h

3.3.7 Oralcephalosporine Gruppe 1

empf.: ähnliches Spektrum wie Cefazolin-Gruppe → 76; gute Aktivität gegen grampositive, geringe gegen gramnegative Keime; **resist.:** Pseudomonas, Enterokokken, Proteus vulgaris, Morganella, Citrobacter, Serratia, Enterobacter, Acinetobacter, Bacteroides fragilis, Listerien, Mykoplasmen, Chlamydien; **UW/KI:** → 76

Cefaclor Rp	HWZ 30–60 min, Qo 0.25, PPB 25%, PRC B, Lact +
CEC *Tbl. 250, 500mg; Brausetbl. 250, 500, 1000mg; Trockensaft (5ml = 125, 250mg)* **Cefaclor-ratioph.** *Kps. 500mg; Brausetbl. 500mg; Saft/Trockensaft (5ml = 125, 250mg)* **Infectocef** *Kps. 500mg; Trockensaft (5ml = 125, 250, 500mg)* **Panoral** *Kps. 500mg; Saft/ Trockensaft (5ml = 125, 250mg)*	**Atemwegs-, HNO-, Harnwegs-, Haut-, Weichteilinfektion:** 3 x 500mg p.o., max. 4g/d; **unkomplizierte Infektion:** 3 x 250mg; **Gonorrhoe:** 1 x 3g + 1g Probenecid p.o.; **Ki.** < **6J.:** 3 x 10mg/kg p.o., max. 1g/d; **6–10J.:** 3 x 250mg p.o.; > **10J.:** siehe Erwachsene; **DANI** nicht erforderlich
Cefadroxil Rp	HWZ 1.2–1.7 h, Qo 0.1, PPB 20%, PRC B, Lact +
Cefadroxil Beta *Tbl. 1g* **Cefadroxil HEXAL** *Tbl. 500, 1000mg; Trockensaft (5ml = 250, 500mg)* **Grüncef** *Tbl. 1g; Trockensaft (5ml = 250, 500mg)*	**Atemwegs-, HNO-, Harnwegs-, Haut-, Weichteil-, Knochen-, gynäkologische Infektion:** 2 x 1g p.o., max. 4g/d; **Ki. bis 40kg:** 25–100mg/kg/d p.o. in 2–4 ED; **DANI** GFR 25–50: ini 1g, dann 2 x 500mg; 10–24: ini 1g, dann 1 x 500mg; < 10: ini 1g, dann 500mg alle 36h
Cefalexin Rp	HWZ 1 h, Qo 0.04, PPB 6–15%, PRC B, Lact +
Cephalex ct *Tbl. 500, 1000mg* **Cephalexin-ratioph.** *Tbl. 500, 1000mg; Trockensaft (5ml = 250mg)*	**Atemwegs-, HNO-, Harnwegs-, Haut-, Weichteil-, Knocheninf.:** 3–4 x 0.5–1g p.o.; unkomplizierte Infektion: 2 x 500mg; **Ki. bis 12J.:** 25–100mg/kg/d in 2–4 ED; **DANI** GFR 15–30: Dosisintervall 8–12h; 5–14: 24h; < 5: 48h; GFR 20–50: max. 3g/d; 5–19: max. 1.5g/d; < 5: max. 0.5g/d

3.3.8 Oralcephalosporine Gruppe 2

empf. u. resist.: weitgehend identisch mit Cefuroxim-Gruppe → 77; **UW/KI:** → 76

Cefuroxim-Axetil Rp	HWZ 1.1-1.3h, Qo 0.1, PPB 20-50%, PRC B, Lact +
Cefudura *Tbl. 250, 500mg* **CefuHEXAL** *Tbl. 250, 500mg; Trockensaft (5ml = 125mg)* **Cefuroxim-ratioph.** *Tbl. 250, 500mg; Trockensaft (5ml = 125mg)* **Elobact** *Tbl. 125, 250, 500mg; Gran. 125, 250mg; Trockensaft (5ml = 125mg)* **Zinnat** *Tbl. 125, 250, 500mg; Trockensaft (5ml = 125mg)*	**Atemwegs-, HNO-, Haut-, Weichteil-infektionen:** 2 x 250-500mg p.o.; **Harnwegsinfektion:** 2 x 125-250mg; **Gonorrhoe:** 1 x 1g p.o.; **Erythema migrans:** 2 x 500mg p.o. für 20d; **Ki. 3M.-5J.:** 2 x 10mg/kg p.o.; **> 5J.:** 2 x 125-250mg; **DANI** max. 1g/d
Loracarbef Rp	HWZ 1h, Qo 0.05, PPB 25%, PRC B, Lact ?
Lorafem *Kps. 200, 400mg; Trockensaft (5ml = 100, 200mg)*	**Atemwegs-, HNO-, Haut-, Weichteil-infektion:** 2 x 200-400mg p.o.; **Ki. 6M.-12J.:** 15-30mg/kg/d p.o. in 2 ED; **DANI** GFR > 50: 100%; 10-49: Dosisintervall 24h; < 10, HD: alle 3-5d

3.3.9 Oralcephalosporine Gruppe 3

empf. u. resist.: höhere Aktivität und breiteres Spektrum als Gruppe 2 gegen gramnegative Keime; etwas geringere Aktivität gegen grampositive Keime; **UW/KI:** → 76

Cefixim Rp	HWZ 3-4h, Qo 0.5, PPB 65%, PRC B, Lact ?
Cefixdura *Tbl. 200, 400mg; Trockensaft (5ml = 100mg)* **Cefixim-ratioph.** *Tbl. 200, 400mg; Trinktbl. 400mg; Trockensaft (5ml = 100mg)* **Cephoral** *Tbl. 200, 400mg; Trockensaft (5ml = 100mg)* **Infectoopticef** *Trockensaft (5ml = 100mg)* **Suprax** *Tbl. 200, 400mg; Trockensaft (5ml = 100mg)*	**Atemwegs-, HNO-, Harnwegs-, Gallenwegsinfektion:** 2 x 200mg p.o.; 1 x 400mg p.o.; **Ki. bis 12J.:** 8mg/kg/d p.o.; **DANI** GFR < 20: 50%
Cefpodoxim-Proxetil Rp	HWZ 2.4h, Qo 0.2, PPB 40%
Cefpo Basics *Tbl. 100, 200mg* **Cefpodoxim-ratioph.** *Tbl. 100, 200mg* **Orelox** *Tbl. 100, 200mg; Trockensaft (5ml = 40mg)* **Podomexef** *Tbl. 100, 200mg; Trockensaft (5ml = 40mg)*	**Atemwegs-, HNO-, Harnwegs-, Haut-, Weichteilinfektion:** 2 x 200mg p.o.; **Gonorrhoe:** 1 x 200mg p.o.; **Ki. 4W.-12J.:** 5-12mg/kg/d in 2 ED; **DANI** GFR > 40: 100%; 10-40: Dosisintervall 24h; < 10: 48h; HD: 40-200mg nach Dialyse

Ceftibuten Rp	HWZ 1.53-2.5h, Qo 0.14, PPB 63%, PRC B, Lact ?
Cedax *Kps. 400mg* **Keimax** *Kps. 200, 400mg;* *Trockensaft (5ml = 90, 180mg)*	**Atemwegs-, HNO-, Harnwegsinfektion:** 1 x 400mg p.o.; **Ki. 3 M.-12J.:** 1 x 9mg/kg p.o.; **DANI** GFR > 50: 100%; 30-49: ini 400mg, dann 1 x 200mg; 5-29: ini 200mg, dann 1 x 100mg; HD: 400mg nach jeder Dialyse

3.4 Cycline

3.4.1 Tetracycline

empf.: zahlreiche grampositive u. gramnegative Bakterien, u.a. Chlamydien, Mykoplasmen, Rickettsien, Yersinien, Borrelien, Leptospiren, Treponemen, Aktinomyceten; **resist.:** Pseudomonas aeruginosa, Providencia, Serratia, Proteus, Morganella; **UW:** allergische Hautreaktionen, phototoxische Reaktionen, reversible Knochenwachstumsverzögerung (Ki. < 8J.), irreversible Zahnverfärbung u. Zahnschmelzschädigung (Ki. < 8J.), intrakranieller Druck↑, BB-Veränderungen, Superinfektion durch Bakterien bzw. Sprosspilze; **KI:** bekannte Überempfindlichkeit, schwere Leberfunktionsstrg., Niereninsuffizienz, Ki. < 8J., SS/SZ; **Ink:** Penicilline; **Ink** (Doxycyclin): Barbiturate, Carbamazepin, Phenytoin, Rifampicin

Doxycyclin Rp	HWZ 12-24h, Qo 0.7, PPB 80-90%, PRC D, Lact ?
Antodox *Kps. 100, 200mg* **Doxycyclin-ratioph.** *Kps. 100mg; Amp. 100mg/5ml* **DoxyHEXAL** *Tbl. 100, 200mg; Amp. 100mg/5ml*	**HNO-, Atemwegs-, Harnwegsinfektion, diverse Infektionen mit o.g. Erregern:** d 1: 1 x 200mg p.o./i.v.; dann: 1 x 100mg p.o./i.v.; **Ki. > 8J.:** d1: 1 x 4mg/kg, dann 1 x 2mg/kg; **Borreliose:** 1 x 200mg für 14-21d; **Syphilis bei Penicillinallergie:** 1 x 300mg für 15d; **Akne vulgaris, Rosacea:** ini 100mg/d für 7-21d, dann 50mg/d; **DANI** nicht erforderlich; **DALI** KI bei schwerer Leberfkt.strg.
Minocyclin Rp	HWZ 11-22h, Qo 0.85, PPB 70-75%, PRC D, Lact +
Minakne *Tbl. 50mg* **Minoclir** *Kps. 50mg* **Minocyclin-ratioph.** *Kps. 50, 100mg* **Minoplus** *Tbl. 100mg* **Skid** *Tbl. 50, 100mg* **Udima** *Kps. 50, 100mg*	**HNO-, Atemwegs-, Harnwegsinfektion, diverse Infektionen mit o.g. Erregern:** ini 200mg, dann 2 x 100mg p.o.; **Akne vulgaris:** 100mg/d in 2 ED; **Ki. > 8J.:** ini 4mg/kg, dann 2 x 2mg/kg; **DANI** nicht erforderlich; **DALI** KI bei schwerer Leberfunktionsstrg.
Tetracyclin Rp	HWZ 8-10h, Qo 0.12, PPB 36-64%, PRC D, Lact +
Tefilin *Kps. 250mg* **Tetracyclin Wolff** *Kps. 250, 500mg*	**HNO-, Atemwegs-, Urogenitaltrakt-, gastrointestinale Infektion, diverse Infektionen mit o.g. Erreger:** 4 x 250-500mg p.o., max. 2g/d; **Ki. > 8J.:** 25-35mg/kg/d p.o. in 2-4 ED; **DANI, DALI** KI

3.4.2 Glycylcycline

empf.: gegen zahlreiche grampositive und gramnegative Bakterien incl. Anaerobier und speziell gegen problematische Keime wie MRSA, VRE (E. faecalis und E. faecium), ESBL, chinolon-resistente E. coli, multiresistente Enterobacter und Acinetobacter; **resist.:** Pseudomonas aeruginosa; **UW:** Übelkeit, Erbrechen, Diarrhoe, Abszeß, Infektionen, verlängerte aPTT und Prothrombinzeit, Schwindel, Phlebitis, Bauchschmerzen, Dyspepsie, Anorexie, Transaminasen ↑, Bilirubinämie, Pruritus, Exanthem, Kopfschmerzen, Amylase- und Harnstoff ↑; **KI:** bekannte Überempfindlichkeit, SS

Tigecyclin Rp	HWZ 42h, PPB 71-89%, PRC D, Lact ?
Tygacil *Inf.Lsg. 50mg*	**Komplizierte Haut-, Weichteil- und intra-abdominelle Infektionen, Sepsis** (in Komb.): ini 100mg i.v., dann 2 x 50mg i.v. für 5-14d; **DALI** Child-Pugh C: ini 100mg, dann 2 x 25mg; **DANI** nicht erforderlich

3.5 Makrolide, Ketolide

empf.: Strepto-, Pneumokokken, Chlamydien, Legionellen, Mycopl. pneumoniae, Listerien, Aktinomyceten, Campylobacter, Helicobacter, Mycobacterium avium intracellulare (MAC); **resist.:** Brucellen, Enterobakt., Nocardia, Mycoplasma hominis, Bacteroides fragilis, Fuso-bakt., Pseudomonas; **UW:** allergische Hautreakt., Nausea, Erbrechen, Cholestase; **KI:** SZ; **Ink:** Carbamazepin, CSE-Hemmer, Ergotamine, Terfenadin, Theophyllin; **Ink** (Erythromycin): Alfentanil, Grapefruitsaft, Methadon; **Ink** (Clarithromycin): Rifabutin

Azithromycin Rp	HWZ 40h, Qo 0.8, PPB 12-52%, PRC B, Lact ?
Azibact *Tbl. 250, 500mg* **Azi Teva** *Tbl. 250, 500mg; Trockensaft (5ml = 200mg)* **Azithrobeta** *Tbl. 250, 500mg* **Azithromycin HEXAL** *Tbl. 250, 500mg; Trockensaft (5ml = 200mg)* **Ultreon** *Tbl. 600mg* **Zithromax** *Tbl. 250, 500mg; Trockensaft (5ml = 200mg)*	**HNO-, Atemwegs, Haut-, Weichteilinfektion, atypische Pneumonie:** 1 x 500mg für 3d p.o. od. 500mg an d1, dann 250mg d2-4; **Ki.:** 1 x 10mg/kg für 3d oder 10mg/kg an d1, dann 5mg/kg d2-4; **Gonorrhoe, Genitalinfektion mit Chlamydia trachomatis:** 1 x 1g p.o.; **MAC-Pro:** 1 x/W. 1200mg p.o.; **DANI** GFR > 40: 100%

Clarithromycin Rp	HWZ 3-7h, Qo 0.6, PPB 72%, PRC C, Lact ?
Biaxin HP *Tbl. 500mg* **Clarilind** *Tbl. 250, 500mg* **Clarithromycin 1A** *Tbl. 250, 500mg; Trockensaft (5ml = 125, 250mg)* **Clarithromycin-ratioph.** *Tbl. 250, 500mg; Trockensaft (5ml = 125, 250mg)* **Klacid** *Tbl. 250, 500, 500 (ret.)mg; Trockensaft (5ml = 125, 250mg); Inf.Lsg. 500mg* **Mavid** *Tbl. 500mg*	**HNO-, Atemwegs-, Hautinfektion, atypische Pneumonie:** 2 x 250-500mg p.o.; 2 x 500mg i.v.; **Ki. 6M.-12J.:** 15mg/kg/d p.o. in 2 ED; **H.P-Eradikation :** 2 x 500mg p.o. + 2 x 1g Amoxycillin + 2 x 20mg Omeprazol; **DANI** GFR < 30: p.o.: 50%; i.v.: d1: 100%, ab d2: 50%

Erythromycin Rp	HWZ 2-3h, Q0 >0.8, PPB 60-70%, PRC B, Lact +
EryHEXAL *Tbl. 500mg; Gran.1000mg; Trockensaft (5ml = 200, 400mg)* **Erythrocin** *Tbl. 500mg; Inf.Lsg. 500, 1000mg* **Erythromycin-ratioph.** *Tbl. 500mg; Gran. 500, 1000mg* **Infectomycin** *Trockensaft (5ml = 100, 200, 400, 600mg)* **Paediathrocin** *Gtt.(2.5ml = 100mg); Trockensaft (5ml = 200, 400mg)*	**HNO-, Haut-, Atemwegsinfektion, atypische Pneumonie:** 3-4 x 500mg p.o., 4 x 0.5-1g i.v., max. 4g/d; **Ki.** < **8J.:** 30-50mg/kg/d p.o. in 3-4 ED; **8-14J.:** 1-2g/d p.o. in 3-4 ED; **Gonorrhoe:** 3 x 1g p.o. für 7d; **Lues Primärstadium:** 3 x 1g p.o. für 15d; **Urethritis** (durch Chlamydia trachomatis, Ureaplasma uralyticum): 3 x 1g p.o. für 7d; **DANI** Krea (mg/dl) > 2: max. 2g/d
Roxithromycin Rp	HWZ 12h, Q0 0.7, PPB 95%
Infectoroxit *Tbl. 50, 150mg* **Romyk** *Tbl. 150, 300mg* **Roxibeta** *Tbl. 150, 300mg* **Roxigrün** *Tbl. 150, 300mg* **RoxiHEXAL** *Tbl. 50, 150, 300mg* **Rulid** *Tbl.150, 300mg*	**HNO-, Atemwegs-, Haut-, Urogenitaltraktinfektion:** 2 x 150mg, 1 x 300mg p.o.; **Ki. bis 40kg:** 5-7.5mg/kg/d p.o. in 2 ED; > **40kg:** siehe Erwachsene; **DANI** nicht erforderlich; **DALI** 50%
Telithromycin Rp	HWZ 10h, PPB 60-70%
Ketek *Tbl. 400mg*	**HNO-, Atemwegsinfektion:** 1 x 800mg p.o.; **DANI** GFR < 30: 50%; **DALI** nicht erforderlich

3.6 Lincosamide

empf.: Pneumo-, Staphylo-, Streptokokken, C. diphteriae, Anaerobier, B. fragilis, Cl. perfringens; **resist.:** Enterobakterien, P. aeruginosa, Entero-, Gono-, Meningokokken, Haemophilus influenzae, Mycoplasmen, Listerien; **UW:** Übelkeit, Erbrechen, Diarrhoe, pseudomembranöse Kolitis, allergische Hautreakt., Erythema exsudativum, Thrombophlebitis (i.v.-Anwendung); **KI:** SS/SZ; Anw.Beschr. bei Myasthenia gravis; **Ink:** Aminoglykoside

Clindamycin Rp	HWZ 1.5-5h, Q0 >0.8, PPB 90%, PRC B, Lact ?
Clindabeta *Kps. 300mg* **ClindaHEXAL** *Kps. 150, 300mg; Tbl. 450, 600mg* **Clindamycin-ratioph.** *Kps. 150, 300mg; Tbl. 600mg; Amp. 300mg/2ml, 600mg/4ml, 900mg/6ml* **Clindasol** *Tbl. 150, 300, 600mg* **Clin Sanorania** *Kps. 150, 300mg* **Dentomycin** *Kps. 300mg* **Jutaclin** *Kps. 300mg* **Sobelin** *Kps. 75, 150, 300mg; Gran. (5ml = 75mg); Amp. 300/2ml, 600mg/4ml, 900mg/6ml* **Turimycin** *Kps. 300mg*	**HNO-, Zahn-, Kiefer-, Atemwegs-, abdominelle, Haut-, Knochen-, Weichteilinfektion:** 4 x 150-450mg p.o.; 2-4 x 200-600mg i.v./i.m.,max. 4.8g/d i.v.; **Ki. 4W.-14J.:** 8-25mg/kg/d p.o. in 3-4 ED; 20-40mg/kg/d i.v./i.m. in 3-4 ED; **DANI** nicht erforderlich

3.7 Aminoglykoside

empf.: Enterobakterien, Pseudomonas, Staphylokokken, Serratia, Yersinien, Pasteurellen, Brucellen;
resist.: Streptokokken, Pneumokokken, Enterokokken, Anaerobier;
UW: Schädigung des N. vestibulocochlearis, neuromuskuläre Blockade, Parästhesien, Nierenschäden, Blutbildveränderungen, allergische Reaktionen;
KI: Vorschädigung des N. vestibulocochlearis, terminale Niereninsuffizienz, SS/SZ

Amikacin Rp HWZ 2,3h, Qo 0.02, PPB 10%, th. Serumspiegel (mg/l): min: < 10, max: 25	
Amikacin Fresenius *Inf.Lsg. 250, 500mg*	**Atemwegs-, abdominelle, Urogenitalinfektionen, Sepsis, Endokarditis, Meningitis, Verbrennungen:** 10-15mg/kg i.v./i.m.; max. 1.5g/d, max. Gesamtdosis: 15g; **Ki. < 6J:** ini 10mg/kg, dann 2 x 7.5mg/kg i.v./i.m.; > **6J:** siehe Erwachsene; **DANI** GFR < 70: ini 7.5mg/kg, dann Krea (mg/dl) x 9 = Dosisintervall (h); Kontrolle Serumspiegel!
Gentamicin Rp HWZ 2h, Qo 0.02, PPB <10%, th. Serumspiegel (mg/l): min:< 2, max: 10-12	
Genta ct *Amp. 40mg/1ml, 80mg/2ml* **GentamicinHEXAL** *Amp. 40mg/1ml, 80mg/2ml, 160mg/2ml* **Gentamicin-ratioph.** *Amp. 40mg/1ml, 80mg/2ml, 160mg/2ml* **Refobacin** *Amp. 10mg/2ml, 40mg/1ml, 80mg/2ml, 120mg/2ml*	**Abdominelle, Urogenital-, Knocheninfektionen, nosokomiale Pneumonie, Sepsis, Endokarditis, gramnegative Meningitis:** ini 1.5-2mg/kg, Erhaltungsdosis 1 x 3-6mg/kg i.v./i.m. (als Kurzinfusion über 60min); **Ki. bis 3W.:** 4-7mg/kg/d i.v./i.m. in 1-2 ED; > **4W.:** 3 x 1.5-2.5mg/kg; **DANI** s. Fachinfo
Tobramycin Rp HWZ 2h, Qo 0.02, keine PPB, th. Serumspiegel (mg/l): min < 2, max: 12	
Bramitob *Inh.Amp. 300mg/4ml* **Gernebcin** *Inj.Lsg. 20mg/2ml, 40mg/1ml, 80mg/2ml* **Tobi** *Inhal.Amp. 300mg/5ml* **Tobra-cell** *Inj.Lsg. 20mg/2ml, 40mg/1ml, 80mg/2ml* **Tobramycin Mp** *Inj.Lsg. 40mg/1ml, 80mg/2ml*	**Atemwegs-, Harnwegs-, abdominelle, Knochen-, Haut-, Weichteilinfektionen, Sepsis, Endokarditis, gramnegative Meningitis:** ini 1.5-2mg/kg/d über 30-60min i.v., dann 3 x 1-2mg/kg i.v./ i.m.; **Ngb.:** 2 x 2.5mg/kg i.v./i.m.; **Sgl.:** 3 x 1.5-2.5mg/kg i.v./i.m.; **Ki.:** 3 x 2-2.5mg/kg i.v./i.m.; **chronische Lungeninfektion mit Pseudomonas aeruginosa bei Mukoviszidose: Ki. > 6J.:** 2 x 300mg inhalieren für 28d, dann 28d Pause; **DANI** siehe Fachinfo

3.8 Chinolone (Gyrasehemmer)

3.8.1 Nicht-fluorierte Chinolone

empf.: praktisch nur Enterobakterien; **UW:** allergische Hautreaktionen, Photosensibilisierung, Muskelschwäche, Muskelschmerzen, Tachykardie, RR↓, ZNS-Störungen, Cholestase, Hepatitis; **KI:** Kinder in der Wachstumsphase, SS/SZ; **Ink** (Chinolone): Eisensalze

Pipemidsäure Rp — HWZ 3-4h, Qo 0.1

Deblaston *Kps. 200mg*	**Harnwegsinfektion:** 2 x 400mg p.o.; **DANI** GFR < 10: KI

3.8.2 Fluorierte Chinolone - Gruppe I

empf.: Enterobakterien, Salmonellen, Shigellen, Gonokokken; **resist.:** Anaerobier, Chlamydien, Mykoplasmen, E. faecium, Ureaplasmen; **UW:** allergische Hautreaktionen, Photosensibilisierung, Muskelschwäche, Muskelschmerzen, Tachykardie, RR↓, ZNS-Strg., Cholestase, Hepatitis; **KI:** Ki. in der Wachstumsphase, SS/SZ; **Ink** (Fluorochinolone): Antazida, Calziumsalze, Didanosin, Sucralfat, Theophyllin; **Ink** (Norfloxacin): Milch

Norfloxacin Rp — HWZ 2-4h, Qo 0.7, PPB <15%, PRC C, Lact ?

Bactracid *Tbl. 400mg* **Barazan** *Tbl. 400mg* **Firin** *Tbl. 400mg* **NorfloHEXAL** *Tbl. 400mg* **Norflosal** *Tbl. 400mg* **Norfloxacin-ratioph.** *Tbl.400mg* **Norfluxx** *Tbl. 400mg*	**Harnwegsinfektion, Prostatitis, bakterielle Enteritis:** 2 x 400mg p.o.; **Gonorrhoe:** 1 x 800mg p.o.; **Pro gramnegative Infektion bei Neutropenie:** 2-3 x 400mg; **DANI** GFR < 30: 1 x 400mg

3.8.3 Fluorierte Chinolone - Gruppe II

empf: hohe Aktivität gegen Enterobakterien, Haemophilus influenzae, Legionella, unterschiedliche Aktivität gegen Pseudomonas aeruginosa, schwache Aktivität gegen Staphylo-, Pneumo-, Enterokokken, Mycoplasmen, Chlamydien; **UW/KI/Ink:** siehe fluorierte Chinolone Gruppe I → 3.8.2; **Ink** (Ciprofloxacin): Milch, Sulfonylharnstoffe

Ciprofloxacin Rp — HWZ 3-6h, Qo 0.5, PPB 20-30%, PRC C, Lact -

Ciprobay *Tbl. 100, 250, 500, 750mg; Trockensaft (5ml = 250, 500mg); Inf.Lsg. 100mg/50ml, 200mg/100ml, 400mg/200ml* **Ciprobeta** *Tbl. 100, 250, 500, 750mg* **CiproHEXAL** *Tbl.100, 250, 500, 750mg; Inf.Lsg. 100mg/50ml, 200mg/100ml, 400mg/200ml* **Ciprofloxacin-ratioph.** *Tbl. 100, 250, 500, 750mg* **Gyracip N** *Tbl. 250, 500, 750mg* **Infectocipro 5%, 10%** *Trockensaft (5ml = 250, 500mg)* **Keciflox** *Tbl. 100, 250, 500, 750mg*	**HNO-, Atemwegs-, Urogenital-, abdominelle, Haut-, Weichteil-, Knocheninfektion, Sepsis, Neutropenie:** 2 x 250-750mg p.o.; 2 x 200-400mg i.v.; **unkomplizierte Harnwegsinfektion:** 2 x 100mg p.o./i.v.; **DANI** GFR < 30: max. 500mg/d p.o., max. 400mg/d i.v.

Enoxacin Rp	HWZ 4.3-6.4h, Qo 0.2, PPB 30%, PRC C, Lact ?
Enoxor *Tbl. 200mg*	**HNO-, Atemwegs-, Hautinfektionen:** 2 x 400mg p.o.; **unkomplizierte Harnwegsinfektionen:** 2 x 200mg für 3d; **DANI** GFR < 30: max. 2 x 200mg

Ofloxacin Rp	HWZ 5-7.5h, Qo 0.1, PPB 25%, PRC C, Lact -
Gyroflox *Tbl. 200, 400mg* **OfloHEXAL** *Tbl. 100, 200, 400mg* **Oflox ct** *Tbl. 200, 400mg* **Ofloxacin-ratioph.** *Tbl. 100, 200, 400mg* **Tarivid** *Tbl.* 100, 200, *400mg; Inf.Lsg. 200mg/100ml*	**HNO-, Atemwegs-, Urogenital-, abdominelle, Weichteil-, Haut-, Knocheninfektionen, Enteritis, Neutropenie:** 2 x 200mg p.o./i.v.; **unkomplizierte Harnwegsinfektionen:** 2 x 100mg p.o./i.v. für 3d; **Gonorrhoe:** 1 x 400mg p.o.; **DANI** GFR 20-50: 100-200mg/d; < 20, HD: 100mg/d; **DALI** max. 400mg/d

3.8.4 Fluorierte Chinolone - Gruppe III

empf: zusätzlich Aktivität gegen Staphylokokken, Pneumokokken, Streptokokken, Chlamydien, Mykoplasmen;
UW/KI/Ink: siehe fluorierte Chinolone Gruppe I → 85

Levofloxacin Rp	HWZ 7h, Qo 0.23, PPB 30-40%, PRC C, Lact -
Tavanic *Tbl. 250, 500mg; Inf.Lsg. 250mg/50ml 500mg/100ml*	**Atemwegsinf., Sinusitis, amb. erworbene Pneumonie,-, Haut- und Weichteilinf., Harnwegsinf., Prostatitis** 1-2 x 250-500mg p.o./i.v.; **DANI** GFR 20-50: max. 2 x 250mg; 10-19: max. 2 x 125mg; < 10, HD: max. 1 x 125mg

3.8.5 Fluorierte Chinolone - Gruppe IV

empf: zusätzlich verbesserte Aktivität gegen Anaerobier;
UW/KI/Ink: siehe fluorierte Chinolone Gruppe I → 85;
Ink (Moxifloxacin): Amiodaron, Chinin, Disopyramid, Erythromycin, Sotalol

Moxifloxacin Rp	HWZ 12h, Qo 0.8, PPB 41%, PRC C
Actimax *Tbl. 400mg* **Actira** *Tbl. 400mg* **Avalox** *Tbl. 400mg; Inf.Lsg. 400mg/250ml*	**Atemwegsinfektionen, ambulant erworbene Pneumonie, Sinusitis, komplizierte Haut- und Weichteilinfektionen:** 1 x 400mg p.o./i.v.; **DANI** nicht erforderlich; **DALI** Child-Pugh C: KI

3.9 Folsäureantagonisten

3.9.1 Sulfonamide

empf.: Toxoplasmen in Komb. mit Pyrimethamin; **UW:** Übelkeit, Erbrechen, allergische Reaktionen, Erythema exsudativum multiforme, Photosensibilisierung, Nierenschädigung, Blutbildveränderungen; **KI:** Sulfonamidüberempfindlichkeit, Erythema exsudativum in der Anamnese, schwere Leber- u. Nierenfkt.strg., SS (1. + 3. Trim.), strenge Ind.Stell. in der SZ

Sulfadiazin Rp	HWZ 7-16h, Qo 0.45, PPB 55%, PRC C, Lact -
Sulfadiazin-Heyl *Tbl. 500mg*	**Toxoplasmose:** 2-4g/d p.o. in 3-6 ED; **Ki. > 2M.:** 65-150mg/kg/d in 3-6 ED; max. 1.5g/d; Kombination mit Pyrimethamin → 93; **DANI** GFR < 25: KI; **DALI** KI bei schwerer Funktionsstörung

3.9.2 Trimethoprim und Sulfonamid-Kombinationen

empf. (Cotrimoxazol): fast alle aeroben Bakterien; Pneumocystis jiroveci; **resist.** (Cotrimoxazol): Pseudomonas aeruginosa, Treponema, Clostridien, Leptospiren, Rickettsien, Chlamydia psittaci, Mykoplasmen; **UW** (Cotrimoxazol): Exantheme, Photodermatosen, Lyell-Syndrom, BB-Veränderungen, hämolytische Anämie; **KI** (Cotrimoxazol): Sulfonamidüberempfindlichkeit, G-6-PDH-Mangel, schwere BB-Veränderungen, schwere Niereninsuffizienz, SS/SZ; **Ink** (Cotrimoxazol): Didanosin

Trimethoprim Rp	HWZ 5-17h, Qo 0.5, PRC C, Lact +
Infectotrimet *Tbl. 50, 100, 150, 200mg; Saft (5ml = 50, 100mg)*	**Unkomplizierte Harnwegsinfektion:** 2 x 150-200mg p.o.; **Ki. < 12J:** 2 x 3mg/kg; **DANI** GFR: 15-25: 2 x 200mg für 3d, dann 1 x 100mg; 10-15: 2 x 100mg; < 10: KI **Pro rezidivierende Harnwegsinfektionen:** 1 x 100mg; **Ki. < 12J:** 1 x 2mg/kg
Trimethoprim + Sulfamethoxazol Rp **(Cotrimoxazol)**	Qo (T/S) 0.5/0.8, PPB 65%/40%, PRC C, Lact ?
Berlocid *Tbl.160+800mg* **CotrimHEXAL** *Tbl.160+800mg* **Cotrim-ratioph.** *Tbl. 80+400, 160+800mg; Saft (5ml = 40+200, 80+400mg); Amp. 80+400mg/5ml* **Eusaprim** *Tbl. 160+800mg; Saft (5ml = 40+200, 80+400mg)* **Kepinol** *Tbl. 20+100mg, 80+400, 160+ 800mg; Saft (5ml = 40+200, 80+400mg)* **Sigaprim** *Tbl. 80+400, 160+800mg*	**Atemwegs-, HNO-, Harnwegs-, Genitaltraktinfektionen, bakterielle Enteritis, Salmonellose, Shigellose, Nocardiose:** 2 x 160 + 800mg p.o./i.v.; **Ki. 6W.-5M.:** 2 x 20 + 100mg; **6 M.-5 J.:** 2 x 40 + 200mg; **6-12J.:** 2 x 80 + 400mg; **DANI** GFR > 30: 100%; 15-30: 50%; < 15: KI; **DALI** KI bei schwerer Funktionsstrg.; **Pneumocystis-jirovecii-Pneumonie:** 20 + 100mg/kg/d p.o./i.v. in 4 ED für 21d

3.10 Nitroimidazole

empf.: obligat anaerobe Bakterien (u.a. Bacteroides, Clostridium), Campylobacter, Helicobacter, Gardnerella vaginalis; Protozoen: Trichomonas vaginalis, Giardia lamblia, Entamoeba histolytica; **resist.:** alle aeroben und fakultativ anaeroben Bakterien, Aktinomyzeten, Propionibakterien; **UW:** gastrointestinale Störungen, bitterer Geschmack, ZNS-Störungen, allergische Hautreaktionen, Alkoholunverträglichkeit; **KI:** SS (1. Trim.), SZ; **Ink:** Alkohol, Disulfiram, Fluorouracil

Metronidazol Rp — HWZ 7 (10) h, Qo 0.85 (0.3), PPB < 20%, PRC B, Lact ?

Arilin *Tbl. 250, 500mg; Vaginalsupp. 100, 1000mg* **Clont** *Tbl. 250, 400mg; Vaginaltbl. 100mg* **Flagyl** *Tbl. 400mg* **Lindoplus** *Tbl. 400mg* **Metronidazol Deltaselect** *Inf.Lsg. 500mg* **Metronidazol Fresenius** *Inf.Lsg. 500mg* **Metronidazol-ratioph.** *Tbl. 400mg* **Metronour** *Tbl. 400mg* **Vagimid** *Tbl. 250, 500mg; Vaginaltbl. 100mg*	**Abdominelle, Genital-, Atemwegs-, Knochen, Zahn-Mund-Kieferinfektionen, Sepsis, Endokarditis, Hirnabszess, Amöbiasis, Lambliasis:** 0.8-1g/d p.o., max. 2g/d in 2-3 ED; 2-3 x 500mg i.v., Therapie-Dauer max. 10d; **Ki.:** 20-30mg/kg/d p.o./i.v.; **Trichomoniasis:** 1 x 100mg vaginal für 6d, Mitbehandlung des Partners: 1 x 2g p.o.; **DANI** GFR < 10: max. 1g/d

3.11 Carbapeneme

empf.: fast alle grampositiven und gramnegativen Bakterien;
resist. (Doripenem): E. faecium, MRSA, Legionellen, Stenotrophomas maltophilia;
resist. (Ertapenem, Imipenem, Meropenem): MRSA, Mykoplasmen, Chlamydien, Legionellen, Burkholderia cepacia, Xanthonomas maltophilia, E. faecium;
UW (Doripenem): Kopfschmerzen, Übelkeit, Diarrhoe, Transaminasen↑, Pruritus, Hautausschlag, Phlebitis, orale Candidose, mykotische Vulva-Infektion;
UW (Ertapenem, Imipenem, Meropenem): Erbrechen, Diarrhoe, Transaminasen↑, allergische Reaktionen, Blutbildveränderungen, ZNS-Störungen; **KI** (Doripenem): SS/SZ, Kinder und Jugendliche < 18 J.; **KI** (Ertapenem, Imipenem, Meropenem): SS/SZ, Kinder < 3 M.;
Ink (Doripenem): Probenecid, Valproinsäure (Serumspiegel kontrollieren);
Ink (Imipenem/Cilastatin): Ganciclovir

Doripenem Rp — HWZ 1 h, PPB 8%, PRC C, Lact -

Doribax *Inf.Lsg. 500mg*	**Nosokomiale Pneumonie:** 500mg alle 8h über 1 oder 4h i.v.; **komplizierte abdominelle Infektionen, komplizierte Harnwegsinfektionen:** 500mg alle 8h über 1h i.v.; **DANI** GFR 51-79: 100%; 30-50: 250mg alle 8h; < 30: 250mg alle 12h; **DALI** nicht erforderlich

Ertapenem Rp	HWZ 4h, PPB 92-95% , PRC B, Lact ?
Invanz *Inf.Lsg. 1g*	**Abd., akute gynäkologische Infektion, ambulant erworbene Pneumonie:** 1 x 1g i.v.; **Ki. 3M.-12J.:** 2 x 15mg/kg/d i.v.; **DANI** GFR > 30: 100%; < 30, HD: KI; **DALI** nicht erforderlich
Imipenem + Cilastatin Rp	HWZ 0.9/1h, Q0 0.3/0.1, PPB 20/35%, PRC C, Lact ?
Zienam *Inf.Lsg. 500+500mg/100ml*	**Atemwegs-, Harnwegs-, abd., Genital-, Haut-, Knochen-, Weichteilinfektionen, Sepsis, neutropenisches Fieber:** 3-4 x 500 + 500-1000 + 1000mg i.v., max. 50 + 50mg/kg/d bzw. max. 4 + 4g/d; **Ki. < 3M.:** 50 + 50mg/kg/d in 2-3 ED; **> 3M.:** 60 + 60mg/kg/d i.v. in 4 ED, max. 2 + 2g/d; **DANI** GFR 41-70: max. 3 x 750 + 750mg; 21-40: max. 4 x 500 + 500mg; 6-20: max. 2 x 500 + 500mg
Meropenem Rp	HWZ 1h, Q0 0.12, PPB 2%, PRC B, Lact ?
Meronem *Inf.Lsg. 500, 1000mg*	**Atemwegs-, Harnwegs-, abd., Genital-, Haut-, Weichteilinfektionen, Sepsis, neutropenisches Fieber:** 3 x 0.5-1g i.v.; **Ki. > 3M.:** 3 x 10-20mg/kg i.v.; **Meningitis:** 3 x 2g i.v.; **Ki.:** 3 x 40mg/kg i.v.; **DANI** GFR > 50: 100%; 26-50: 2 x 0.5-1g; 10-25: 2 x 250-500mg; < 10: 1 x 250-500mg

3.12 Glykopeptide

empf.: an-/aerobe grampositive Bakt., MRSA; **resist.:** alle gramneg. Bakt., Mykoplasmen, Chlamydien, Enterobakt.; **UW:** allergische Reakt., Thrombophlebitis, oto-/nephrotoxisch, BB-Veränderungen; **KI:** SS/SZ; **Ink** (Vancomycin): Aminoglykoside, stabilisierende Muskelrelax.

Teicoplanin Rp	HWZ 70-100h, Q0 0.3, PPB 90%
Targocid *Amp. 100/1.8ml, 200mg/3.2ml, 400mg/3.2ml*	**Atemwegs-, Harnwegs-, Magen-Darm-Trakt-, Haut-, Knochen-, Weichteilinf., Sepsis, Endokarditis:** d 1: 1 x 400mg, max. 800mg, dann: 1 x 200-400mg i.v./i.m.; **Ki. < 2M.:** d1: 16mg/kg i.v./i.m., dann 1 x 8mg/kg; **2M.-12J.:** d1: 10mg/kg alle 12h, dann 1 x 6-10mg/kg i.v./i.m.; **DANI** GFR 40-60: ab d4 50%; < 40: GFR/100 x normale Dosis; HD: ini 800mg, dann 1 x 400mg/W.

Vancomycin Rp HWZ 4-6(15)h, Qo 0.05, PPB 55%, th.Serumsp.(mg/l) min5-10 max30-40	
Vanco Cell *Inf.Lsg. 0.5, 1g* **Vancomycin Deltasect** *Inf.Lsg. 0.5, 1g* **Vancomycin Enterocaps** *Kps. 250mg* **Vancomycin Hikma** *Inf.Lsg. 0.5, 1g* **Vancomycin-ratioph.** *Inf.Lsg. 0.5, 1g*	**Knochen-, Weichteilinfektionen, Pneumonie, Sepsis, Endokarditis:** 4 x 500mg oder 2 x 1g i.v.; **Ngb./Sgl.:** ini 15mg/kg/d, Erhaltungsdosis: 2-3 x 10mg/kg/d; **Ki. < 12J.:** 4 x 10mg/kg i.v.; **DANI** GFR: 100: 100%, 70: 70%; 30: 30%; 10: 10%; HD: ini 1g, dann 1g alle 7-10d; **pseudomembranöse Enterocolitis:** 0.5-2g/d p.o. in 3-4 ED; **Ki.:** 40mg/kg/d; Spiegelkontrollen bei längerer Anwendung, v.a. bei Niereninsuffizienz, gleichzeitiger Anwendung oto-/nephrotoxischer Substanzen

3.13 Lipopeptide

empf.: Staph. aureus, alle anderen grampos. Keime incl. multiresistente Keime; **resist.:** alle gramneg. Keime ; **UW:** Pilzinfektionen, Kopfschmerzen, Übelkeit, Erbrechen, Durchfall, Exanthem, Reakt. an Infusionsstelle, Leberenzyme ↑ (GOT, GPT, AP), CK ↑, Geschmacksstrg., SV-Tachykardie, Extrasystolie, Flush, RR ↑/RR ↓, Obstipation, Bauchschmerzen, Dyspepsie, Glossitis, Ikterus, Pruritis, Urtikaria, Myositis, Muskelschwäche/-schmerzen, Arthralgie, Vaginitis, Pyrexie, Schwäche, Erschöpfung, Schmerzen, Elektrolytstrg., Kreatinin ↑, Myoglobin ↑, LDH ↑; **KI:** bekannte Überempfindlichkeit, SS/SZ

Daptomycin Rp	HWZ 8-9h, PPB 90% PRC B, Lact ?
Cubicin *Inf.Lsg. 350, 500mg*	**Komplizierte Haut-/Weichteilinfektionen:** 1 x 4mg/kg i.v. für 10-14d; **Staph. aureus Bakteriämie, rechtsseitige Endokarditis mit Staph. aureus:** 1 x 6mg/kg/d i.v.; **DANI** GFR > 30: 100%; < 30, HD: 4mg/kg alle 48h **DALI** Child-Pugh A, B: 100%; C: keine Daten

3.14 Streptogramine

empf.: grampositive Kokken incl. MRSA, E. faecium, Penicillin-G-resistente Pneumokokken, Moraxella catarrhalis, Legionellen, Mycoplasma pneumoniae, Chlamydien, Prevotella, Fusobakterien, Peptostreptokokken, Clostridien; **resist.:** Haemophilus influenzae, E. faecalis, Bacteroides fragilis; **UW:** Juckreiz, Venenreizungen, Erythem und Brennen im Gesicht und am Oberkörper, Übelkeit, Arthralgien, Myalgien, Transaminasen ↑, Bilirubin ↑, aP ↑; **KI:** SS, schwere Leberinsuffizienz; **Ink:** QT-Zeit-verlängernde Medikamente

Quinupristin + Dalfopristin Rp	PRC B, Lact ?
Synercid *Inf.Lsg. 150+350mg*	**Nosokomiale Pneumonie, Haut-, Weichteilinfektionen, Infektionen durch E. faecium:** 3 x 7.5mg/kg i.v. (ZVK); **DANI** sorgfältige Dosiseinstellung; **DALI** Child B: 1.5 + 3.5mg/kg; Child C: KI

3.15 Oxazolidinone

empf.: alle grampositiven Keim; **resist.:** alle gramnegativen Keime; **UW:** Kopfschmerzen, Venenreizungen, Juckreiz, Übelkeit, Erbrechen, Diarrhoe, Candidiasis, metallischer Geschmack, BB-Veränderungen, Transaminasen ↑, Bilirubin ↑, aP ↑, LDH ↑;
KI: unkontrollierbare Hypertonie; **Ink:** MAO-A-Hemmer, Sympathomimetika, Serotoninreuptakehemmer, trizyklische Antidepressiva, $5HT_1$-Rezeptorantagonisten

Linezolid Rp	HWZ 5h, PPB 31%, PRC C, Lact ?
Zyvoxid *Tbl. 600mg; Granulat (5ml = 100mg); Inf.Lsg. 600mg/300ml*	**Nosokomiale, ambulant erworbene Pneumonie, schwere Haut-, Weichteilinfektionen:** 2 x 600mg p.o./i.v. für 10-14d, max. 28d, nach 14d Blutbildkontrolle; **DANI, DALI** nicht erforderlich

3.16 Intestinale Antibiotika

empf. (Colistin): gramnegative Bakterien (außer Proteus spp.) incl. Pseudomonas; **empf.** (Rifaximin): E. coli (ETEC, EAEC), Salmonella spp., Shigella spp., Non-V Vibrio cholerae, Plesiomonas spp., Aeromonas spp., Campylobacter spp.; **UW** (Colistin): Übelkeit, Erbrechen, Magenschmerzen, Diarrhoe; **UW** (Paromomycin): Diarrhoe, Appetitlosigkeit, Übelkeit, Erbrechen, Bauchschmerzen; **UW** (Rifaximin): Benommenheit, Kopfschmerz, Blähungen, Bauchschmerzen, Stuhldrang, Übelkeit, Erbrechen, Tenesmus ani, Erschöpfung, Pyrexie; **KI** (Colistin): bekannte Überempfindlichkeit, geschädigte Darmmukosa, Früh- und Neugeborene; **KI** (Paromomycin): bekannte Überempfindlichkeit, Myasthenia gravis, Obstipation, Ileus, Vorschädigung des Vestibular- oder Cochleaorgans, Gravidität
KI (Rifaximin): Überempfindlichkeit gegen Rifaximin bzw. andere Rifamycin-Derivate

Colistin Rp	
Colistin *Tbl. 25mg* **Diaroent Mono** *Tbl. 95mg; Trockensaft (1 ml = 5.95mg)*	**Selektive Darmdekontamination:** 4 x 400mg p.o.; **Schulki.:** 4 x 300mg; **Jugendl.:** 4 x 300mg
Paromomycin Rp	
Humatin *Kps. 250mg; Pulver (1Fl. = 1g)*	**Präcoma/Coma hepaticum:** 35-75mg/kg/d p.o.; **Pro portosystemische Encephalopathie:** 1-2g/d; **Darmdekontamination prä-OP:** 4g/d p.o. für 2d; **nichtinvasive Amöbenenteritis:** 15-100mg/kg/d p.o. für 5d; **DANI** vorsichtig dosieren
Rifaximin Rp	
Xifaxan *Tbl. 200mg*	**Reisediarrhoe:** 3 x 200mg p.o. für 3d, max. 2 x 400mg/d

3.17 Weitere Antiinfektiva

empf. (Aztreonam): gramnegative aerobe Bakterien;
empf. (Fosfomycin): Staphylokokken, Streptokokken, E. coli, Enterobacter, Proteus, Pseudomonas aeruginosa, Neisseria, Haemophilus influenzae, Citrobacter, Serratia;
resist. (Aztreonam): grampositive und anaerobe Bakterien;
resist. (Fosfomycin): Morganella, Bacteroides;;
Ink (Pentamidin): Didanosin, Foscarnet

Atovaquon Rp	HWZ 50-84h, PPB 99%, PRC C, Lact ?
Wellvone *Susp. (5ml = 750mg)*	**Pneumocystis jirovecii Pneumonie:** 2 x 750mg p.o.
Aztreonam Rp	HWZ 1.6h, Qo 0.2, PPB 56%, PRC B, Lact +
Azactam *Inf.Lsg. 1, 2g*	**Atemwegs-, Harnwegs-, Knochen-, Haut-, Weichteil-, abdominelle, gynäkologische Infektionen, Sepsis, Meningitis:** 2-3 x 0.5-2g i.v./i.m., max. 8g/d; **Ki. 1W.-2J.:** 3-4 x 30mg/kg; > **2J.:** 3-4 x 50mg/kg; **DANI** GFR > 30: 100%; 10-30: 50%; < 10: 25%
Fosfomycin Rp	HWZ 2h, Qo 0.1, keine PPB, PRC B, Lact ?
Infectofos *Inf.Lsg. 2, 3, 5, 8g* **Monuril** *Btl. 3g*	**Atemwegs-, HNO-, Harnwegs-, Gallenwegs-, Haut-, Weichteil-, Knocheninfektion, Meningitis, Sepsis, Endokarditis:** 2-3 x 3-5g i.v., max. 20g/d; **Ki** < **4W.:** 100mg/kg/d in 2 ED i.v.; **5W.-1J.:** 200-250mg/kg/d in 3 ED; **1-12J.:** 100-200mg/kg/d in 3 ED, max. 300mg/kg/d; **DANI** GFR 45: 80%; 8: 40%; 2: 20%, 0.5: 10%; **unkomplizierte Harnwegsinfektion:** 1 x 3g p.o.; **DANI** GFR < 80: KI
Nitrofurantoin Rp	HWZ 20min-1h, Qo 0.7, PPB 50-60%, PRC B, Lact
Furadantin *Kps. 50, 100 (ret.)mg* **Nifurantin** *Tbl. 100mg* **Nifuretten** *Tbl. 20mg* **Nitrofurantoin retard-ratioph.** *Kps. 100 (ret.)mg* **Uro-Tablinen** *Tbl. 50mg*	**Harnwegsinfektion**: 3-4 x 100mg p.o.; **Ki.:** 5mg/kg/d; **Langzeittherapie:** 2-3 x 50mg; 1-2 x 100mg; **Ki.:** 2-3mg/kg/d; **DANI** KI

Pentamidin Rp	HWZ 6-9h, Qo 0.95, PPB 70%, PRC C, Lact -
Pentacarinat *Inf.Lsg. 300mg*	**Pneumocystis jirovecii-Pneumonie:** **Th:** für 14d 4mg/kg i.v. oder 300-600mg/d inhalieren; **Pro:** 200mg über 4d, dann 300mg alle 4 W. inhalieren; **Leishmaniasis:** 3-4mg/kg alle 2d i.m., 10 x; **Trypanosomiasis:** 4mg/kg alle 2d i.v./i.m., 7-10 x; **DANI** siehe Fachinfo; **DALI** nicht erforderlich

Pyrimethamin Rp	HWZ 80-96h, Qo 1.0, PPB 80%, PRC C, Lact +
Daraprim *Tbl. 25mg*	**Toxoplasmose:** d1 100mg p.o., dann 1 x 25-50mg; **Ki. < 3M.:** 6.25mg alle 2d; **3-9M.:** 1 x 6.25mg; **10M.-2J.:** 1 x 1mg/kg/d, max. 25mg; **3-6J.:** d1 2mg/kg, dann 1mg/kg; Kombination mit Sulfadiazin!

3.18 Tuberkulostatika

3.18.1 Monopräparate

empf. (EMB): M. tuberculosis, M. kansasii, M. avium-intacellulare; **empf.** (INH): M. tuberculosis, M. kansasii ; **empf.** (PTH): M. tuberculosis, M. kansasii, M. leprae; **empf.** (PZA): M. tuberculosis; **empf.** (RMP): M. tuberculosis, grampositive Kokken, Legionellen, Chlamydien, M. leprae, Meningokokken, Gonokokken, Haemophilus influenzae, Bacteroides; **empf.** (SM): M. tuberculosis, Brucellen, Yersinia pestis, Francisella tularensis; **UW** (EMB): N. opticus-Schädigung, Transaminasen ↑, allergische Reaktionen; **UW** (INH): periphere Neuropathie, Transaminasen ↑, Akne, Leukopenie, Mikrohämaturie; **UW** (PTH): gastrointestinale Störungen, Transaminasen ↑, allergische Reaktionen; **UW** (PZA): Hyperurikämie, Transaminasen ↑, Erbrechen, Störungen der Hämatopoese; **UW** (RMP): Transaminasen ↑, Cholestase, Rotfärbung des Urins, Neutro- und Thrombopenie, Nierenversagen; **UW** (SM): Schädigung des N. vestibularis, Nephrotoxizität; **KI** (EMB): Vorschädigung des N. opticus; **KI** (INH): akute Lebererkrankung, periphere Neuropathien; **KI** (PTH): schwere Leberfunktionsstörung, SS; **KI** (PZA): schwere Leberfunktionsstörung; **KI** (RMP): schwere Leberfunktionsstörung, SZ; Cave in SS; **KI** (SM): schwere Niereninsuffizienz, Innenohrschädigung, SS/SZ; **Ink** (RMP): Azole, Calciumantagonisten, CSE-Hemmer, Dapson, Doxyclyclin, Propafenon

Ethambutol (EMB) Rp	HWZ 2.5-4h, Qo 0.8, PPB 10-20%, PRC B, Lact +
EMB-Fatol *Tbl. 100, 250, 400, 500mg; Inf.Lsg. 1000mg/10ml* **Myambutol** *Tbl. 400mg; Amp. 400mg/4ml*	**TBC:** 1 x 25mg/kg p.o./i.v./i.m., nach 2-3 M. 1 x 20mg/kg; **DANI** GFR 40-75: 1 x 15mg/kg; 30-39: 15mg/kg alle 2d; < 30: nach Serumspiegel

Isoniazid (INH) Rp	HWZ 0.7-4h, Qo 0.6, PPB 30%, PRC C, Lact +
Isozid *Tbl. 50, 100, 200mg; Inf.Lsg. 0.5g* **Tebesium-s** *Inf.Lsg. 100, 250mg*	**TBC: Th:** 1 x 5mg/kg p.o./i.v.; 15mg 2-3 x/W.; **Ki.:** 1 x 200mg/m^2 KOF; **Pro:** 500mg p.o./i.v. für mindestens 6-9 M.; **Ki.:** 15mg/kg 3 x/W. p.o., 5mg/kg/d i.v.; **DANI** nicht erforderlich, evtl. 1-2d/W. Pause; **DALI** max. 100-200mg/d
Protionamid (PTH) Rp	HWZ 1-2h, keine PPB
Ektebin *Tbl. 250mg* **Peteha** *Tbl. 250mg*	**TBC:** 10-15mg/kg p.o. in 1-3 ED; **Ki. < 4J.:** 25mg/kg p.o.; **5-8J.:** 20mg/kg; > **9J.:** 15mg/kg; **DANI** 2-3 x/W. 1g p.o.; **DALI** KI
Pyrazinamid (PZA) Rp	HWZ 9-23h, Qo 1.0, PPB 50%, PRC C, Lact ?
Pyrafat *Tbl. 500mg* **Pyrazinamid** *Tbl. 500mg*	**TBC:** 1 x 20-30mg/kg p.o., max. 2.5g/d für 2-3 M.; **Ki.** 1 x 30mg/kg p.o., max. 1.5g/d; **DANI** 2 x/W. 3g; **DALI** KI bei schwerer Funktionsstörung
Rifampicin (RMP) Rp	HWZ 2-3h; Qo 0.85, PPB 90%, PRC C, Lact -
Eremfat *Tbl. 150, 300, 450, 600mg; Saft (5ml = 100mg); Inf.Lsg. 300, 600mg* **Rifa** *Tbl. 150, 300, 450, 600mg; Inf.Lsg. 300, 600mg* **Rifampicin Hefa** *Kps. 150, 300mg; Tbl. 300, 450, 600mg; Inf.Lsg. 600mg*	**TBC:** 1 x 10mg/kg p.o./i.v., max. 750mg/d; **Ki. < 2M.:** 10mg/kg; **2M.-6J.:** 15mg/kg; > **6J.:** 10-20mg/kg, max. 450mg/d; **andere Infektionen:** 600-1200mg/d p.o./i.v. in 2-3 ED; **Meningokokken-Pro:** 2 x 600mg p.o. für 2d; **Ki. 3-11M.:** 2 x 5mg/kg für 2d; **1-12J.:** 2 x 10mg/kg für 2d; **DANI** nicht erforderlich; **DALI** KI bei schwerer Funktionsstörung
Streptomycin (SM) Rp	HWZ 2.5h, Qo 0.04, PPB 32-35%, PRC D, Lact +
Strepto-Fatol *Inj.Lsg. 1g* **Strepto-Hefa** *Inj.Lsg. 1g* **Streptomycin** *Inj.Lsg. 1g*	**TBC, Brucellose, Tularämie:** 1 x 15mg/kg i.m. > **50 J.:** 1 x 0.5g/d; **Ki. < 3M.:** 1 x 10mg/kg, max. 50mg/d **3-6 M.:** 1 x 15-25mg/kg; **0.5-12J.:** 1 x 20-30mg/kg, max. 1g/d **Enterokokken-Endokarditis:** 1 x 2g für 10-14d; **DANI** GFR 50-60: 1g alle 40h; 40-50: 1g alle 60h; 30-40: 1g alle 72h; <30:KI; HD: zusätzlich 3.5-5mg

3.18.2 Kombinationspräparate

Rifampicin + Isoniazid Rp	
Iso-Eremfat *Tbl. 150+100mg, 300+150mg* **Rifinah** *Tbl. 300+150mg*	**TBC:** 1 x 10 + 5mg/kg p.o.
Isoniazid + Pyridoxin Rp	
Isozid compositum *Tbl. 100+20mg, 200+40mg, 300+60mg, 400+80mg* **Tebesium** *Tbl. 200+20mg, 300+30mg, 400+40mg*	**TBC:** 1 x 5mg/kg INH p.o.
Rifampicin + Isoniazid + Pyrazinamid Rp	
Rifater *Tbl. 120+50+300mg* **Tebesium Trio** *Tbl. 120+50+300mg*	**TBC:** < 40kg: 1 x 3 Tbl. p.o.; 40-49kg: 1 x 4 Tbl.; 50-65kg: 1 x 5 Tbl.; > 65kg: 1 x 6 Tbl. ; **DALI** KI bei schwerer Leberinsuffizienz

3.18.3 Tuberkulostatika - Reservemittel

empf. (Capreomycin): M. tuberculosis, auch streptomycinresistente Stämme;
empf. (Dapson): M. tuberculosis, M. leprae, Pneumocystis jiroveci;
empf. (Rifabutin): M. tuberculosis, M. marinum, M. kansasii, M. leprae, M. avium intracellulare, grampositive Kokken, Legionellen, Chlamydien;
UW (Rifabutin): rot-orange Färbung des Urins, Übelkeit, Erbrechen, Leberenzyme↑, Gelbsucht, Leukopenie, Eosinophilie, Thrombopenie, Anämie, Fieber, Hautrötung, Bronchospasmen, Schock, reversible Uveitis, Wirkung hormoneller Kontrazeptiva u.a.↓;
KI (Rifabutin): Überempfindlichkeit gegen andere Rifamycine, Verschlussikterus, Leberzirrhose, akute Hepatitis, Cave in SS/SZ;
Ink (Dapson): Rifampicin;
Ink (Rifabutin): Azole, Clarithromycin, CSE-Hemmer, Proteaseinhibitoren

Capreomycin	
Ogostal *(Int. Apotheke) Inj.Lsg 1g*	**TBC:** 1 x 1g i.m. für 1-2 M., dann: 1g 2-3 x/W.
Dapson Rp	HWZ 10-50h, PPB 70-90%, PRC C, Lact -
Dapson-Fatol *Tbl. 50mg*	**TBC:** 50-200mg p.o. **Lepra:** 1 x 50-100mg p.o.
4-Aminosalicylsäure *Rp*	HWZ 26min, PPB 50-70%
PAS-Fatol N *Inf. Lsg. 13.5g*	**TBC:** 1 x 10-15g i.v., max. 40g/d; **Ki.** < **6J.:** 200-300mg/kg/d; > **6J.:** 200mg/kg/d; **Ki.** > **14J.:** siehe Erwachsene

Rifabutin Rp	HWZ 45h, Qo 0.9, PPB 91-94%, PRC B, Lact ?
Mycobutin *Kps. 150mg*	**TBC:** 1 x 150mg für 6-9 M.; vorbehandelte und immunsupprimierte Patienten: 1 x 300-450mg p.o.; **Mycobacterium avium-Infektion:** **Th:** 1 x 450-600mg p.o.; **Pro:** 1 x 300mg; **DANI** GFR < 30: 50%; **DALI** Dosisreduktion, KI bei schwerer Leberfunktionsstörung

3.19 Virustatika

3.19.1 Herpes-Präparate

Wm (Aciclovir): Hemmung der viralen DNA-Polymerase;
Wm (Brivudin): Nukleosidanalogon, Replikationshemmung des Varizella-Zoster-Virus;
Wm (Famciclovir): Hemmung der viralen DNA-Polymerase;
Wm (Valaciclovir): bessere Resorption als Aciclovir;
UW (Aciclovir): Nierenfunktionsstörung, Exanthem, Blutbildveränderungen;
UW (Brivudin): Übelkeit, Kopfschmerzen, Erbrechen, Diarrhoe, Schwindel, Pruritus;
KI (Aciclovir): SS/SZ;
KI (Brivudin): bereits voll ausgeprägte Hautmanifestation, SS/SZ;
Ink (Brivudin): 5-Fluoropyrimidine (z.B. 5-FU)

Aciclovir Rp	HWZ 3h, Qo 0.25, PPB 9-33%, PRC B, Lact ?
Acic *Tbl. 200, 400, 800mg; Inf.Lsg. 250, 500mg* **Aciclostad** *Tbl. 200, 400, 800mg* **Aciclovir-ratioph.** *Tbl. 200, 400, 800mg; Inf.Lsg. 250, 500mg* **Mapox** *Tbl. 200, 400, 800mg* **Supraviran** *Inf.Lsg. 250mg* **Virulax** *Tbl. 800mg* **Virzin** *Tbl. 200, 400, 800mg* **Zovirax** *Tbl. 200, 400, 800mg; Susp. (5ml = 200mg); Inf.Lsg. 250, 500mg*	**Herpes zoster:** 5 x 800mg p.o.; 3 x 5mg/kg i.v. (5-7d); immunsupprimierte Patienten: 3 x 10mg/kg i.v.; **Herpes genitalis:** 5 x 200mg p.o.; 3 x 5mg/kg i.v. (5d); **Herpes-Enzephalitis:** 3 x 10mg/kg i.v. für 10d; **Ki. < 3M., > 12J.:** siehe Erwachsene(mg/kg); **3M.-12J.:** 3 x 250-500mg/m^2 KOF i.v.; **DANI** GFR: > 50: 100%; 25-50: Dosisintervall 2 x i.v.; 10-25: Dosisintervall 1 x i.v.; < 10, HD: 50% 1 x i.v., nach Dialyse

Brivudin Rp	HWZ 16h, PPB >95%
Zostex *Tbl. 125mg*	**Herpes zoster** (immunkompetente Patienten): 1 x 125mg p.o. für 7d; **DANI** nicht erforderlich

Famciclovir Rp	HWZ 2.2h, Q0 0.14, PPB <20%, PRC B, Lact ?
Famvir *Tbl. 125, 250mg* **Famvir Zoster** *Tbl. 250mg*	**Herpes genitalis:** Ersterkrankung: 3 x 250mg p.o. für 5d, immunsupprimierte Pat.: 2 x 500mg; Frührezidiv: 2 x 125mg; **Herpes zoster:** 3 x 250mg für 7-10d; immunsupprimierte Patienten, Zoster ophthalmicus: 3 x 500mg; **DANI** GFR > 40: 100%; 30-39: 2 x 250mg; 10-29: 1 x 250mg; **DALI** nicht erforderlich

Valaciclovir Rp	HWZ 3h, Q0 0.25
Valtrex *Tbl. 500mg* **Valtrex S** *Tbl. 500mg*	**Herpes zoster:** 3 x 1g p.o. für 7d; **DANI** GFR 15-30: max. 2 x 1g; < 15, HD: max. 1 x 1g nach Dialyse; **Herpes genitalis:** 2 x 500mg p.o. für 10d; **DANI** GFR < 15: 1 x 500mg

3.19.2 CMV-Präparate

Wm (Cidofovir): Nukleosidanalogon, Hemmung der DNS-Polymerase;
Wm (Foscarnet): Hemmung viraler Polymerasen;
Wm (Ganciclovir): Nukleosidanalogon, Hemmung der DNA-Synthese;
Wm (Valganciclovir): Prodrug von Ganciclovir;
UW (Cidofovir): Proteinurie, Kreatinin ↑, Neutropenie, Fieber, Dyspnoe, Übelkeit, Diarrhoe, Alopezie, Hautausschlag;
UW (Ganciclovir): Neutropenie, Thrombopenie, Fieber, Kopfschmerzen, Nausea;
KI (Cidofovir): Krea > 1.5mg/dl bzw. Krea-Clearance < 55ml/min, Proteinurie > 100mg/dl, SS/SZ;
KI (Ganciclovir): schwere Leuko- bzw. Thrombopenie, SS/SZ, Kinder < 18J.;
Ink (Foscarnet): Aminoglykoside, Ciclosporin, Radiokontrastmittel, Pentamidin;
Ink (Ganciclovir): Imipenem, Zidovudin

Cidofovir Rp	HWZ 2.2h, Q0 0.13, PPB bis 10%, PRC C, Lact?
Vistide *Inf.Lsg. 375mg*	**CMV-Retinitis:** 5mg/kg i.v. d 1 und 8, dann alle 14d, nur in Kombination mit Probenecid; **DANI** GFR < 55: KI

Foscarnet Rp	HWZ 3-6h, Q0 0.1, PPB <20%, PRC C, Lact ?
Foscavir *Inf.Lsg. 6g*	**CMV-Infektion:** W. 1-3: 3 x 60mg/kg i.v., dann: 1 x 90-120mg/kg; **Herpesinfektion (Aciclovir-resistent):** 3 x 40mg/kg i.v.; **DANI** siehe Fachinfo

Ganciclovir Rp	HWZ 2.5-5h, Qo 0.05, PPB 2%, PRC C, Lact ?
Cymeven *Inf.Lsg. 500mg*	**CMV-Retinitis:** W. 1-2: 2 x 5mg/kg i.v., dann: 1 x 5mg/kg i.v.; **DANI** GFR 50-69: 2 x 2.5mg/kg i.v.; 25-49: 1 x 2.5mg/kg; 10-24: 1 x 1.25mg/kg; < 10: 1.25mg 3 x/W.
Valganciclovir Rp	HWZ 3h
Valcyte *Tbl. 450mg*	**CMV-Retinitis:** 2 x 900mg p.o. für 21d, dann 1 x 900mg/d; **DANI** GFR > 60: 100%; 40-59: ini 2 x 450mg, dann 1 x 450mg; 25-39: ini 1 x 450mg, dann 450mg alle 2d; 10-24: ini 450mg alle 2d, dann 450mg 2 x/W.; < 10, HD: KI

3.19.3 Influenza-Präparate

Wm (Amantadin): verhindert Uncoating und Reifung von Influenza-Viren; **Wm** (Oseltamivir, Zanamivir): Hemmung der viralen Neuraminidase, Hemmung der Freisetzung neu gebildeter Influenza-A und B-Viren; **UW** (Amantadin): Schlafstörungen, motorische und psychische Unruhe, Ataxie, Angstzustände, Livedo reticularis, Gedächtnis- und Konzentrationsstörungen; **KI** (Amantadin): HF↓, Hypokaliämie, Hypomagnesiämie, long-QT-Syndrom; **Ink** (Amantadin): Klasse-IA- und Klasse-III-Antiarrhythmika sowie zahlreiche andere Wirksstoffe (siehe Fachinfo)

Amantadin Rp	HWZ 10-14h, Qo 0.1, keine PPB, PRC C, Lact -
Adekin *Tbl. 100mg* **Amantadin HEXAL** *Tbl. 100, 200mg* **Amantadin-ratioph.** *Tbl. 100mg*	**Influenza-A Virusgrippe:** 2 x 100mg p.o. für 10d, > 65J.: 1 x 100mg; **Ki. 5-9J.:** 1 x 100mg; > **10J.:** 2 x 100mg; **DANI** GFR 50-60: 1 x 150mg; 30-49: 1 x 100mg; 20-29: 200mg 2 x/W.; 10-19: 100mg 3 x/W.; < 10, HD: 100mg 1 x/W.
Oseltamivir Rp	HWZ 6-10h, Qo 0.01, PPB 3%
Tamiflu *Trockensaft (1ml = 12mg); Kps. 30, 40, 75mg*	**Influenza: Th:** 2 x 75mg p.o. (5d); **Pro:** 1 x 75mg (7d); **Ki. > 1J., Th:** < 15kg: 2 x 30mg; 15-23kg: 2 x 45mg; 23-40kg: 2 x 60mg; > 40kg: 2 x 75mg; **DANI** GFR > 30: Th/Pro: 2 x 75mg/1 x 75mg; 10-30: 1 x 75mg/75mg alle 2d oder tgl. 30mg; < 10, Dialyse: nicht empfohlen; **DALI** nicht erforderlich
Zanamivir Rp	HWZ 1.6-5.1h, PRC B, Lact ?
Relenza *Diskhaler, Einzeldosis = 5mg*	**Influenza A, B:** 2 x 10mg inhalieren für 5d; **DANI, DALI** nicht erforderlich

3.19.4 Nukleosidische u. Nukleotidische Reverse-Transkriptase-Inhibitoren (NRTI)

Wm/Ind: Blockade der Umwandlung von RNA in DNA durch ein chemisch verändertes Nukleosid; **UW** (Abacavir): Übelkeit, Müdigkeit, Fieber, Kopfschmerzen, Diarrhoe, Anorexie; **UW** (Adefovir): Asthenie, Bauchschmerzen, Kopfschmerzen, Übelkeit, Diarrhoe, Krea↑; **UW** (Didanosin, Stavudin): Polyneuropathie, Pankreatitis, Diarrhoe, Exanthem; **UW** (Emtricitabin): Kopfschmerzen, Übelkeit, Diarrhoe, Ck↑, Exanthem; **UW** (Lamivudin): Kopfschmerzen, Übelkeit, Pankreatitis; **UW** (Tenofovir): Diarrhoe, Übelkeit, Erbrechen, Hypophosphatämie, Flatulenz; **UW** (Zidovudin): Anämie, Leuko↓, Myopathie, Übelkeit, Kopfschmerzen; **KI** (Abacavir): schwere Leberfunktionsstörung., SS/SZ; **KI** (Adefovir): bekannte Überempfindlichkeit; **KI** (Didanosin): akute Pankreatitis, SS/SZ; **KI** (Emtricitabin): bekannte Überempfindlichkeit; **KI** (Lamivudin, Stavudin): SS/SZ; **KI** (Tenofovir): schwere Nierenfunktionsstörung; **KI** (Zidovudin): Leuko↓ < 750/µl, Hb < 7.5g/dl, SS/SZ; **Ink** (Didanosin): Cotrimoxazol, Fluorochinolone, Kortikosteroide, Pentamidin, Rifampicin; **Ink** (Zidovudin): Ribavirin

Abacavir (ABC) Rp	HWZ 1-2h, Qo 0.95, PPB 50%, PRC C, Lact -
Ziagen *Tbl. 300mg; Saft (1ml = 20mg)*	**HIV-Infektion:** 2 x 300mg p.o.; **Ki. 3M.-12J.:** 2 x 8mg/kg, max. 600mg/d; **DANI** nicht erforderlich; **DALI** Anwendung nicht empfohlen
Abacavir + Lamivudin Rp	PRC C, Lact -
Kivexa *Tbl. 600+300mg*	**HIV-Infektion:** 1 x 600 + 300mg p.o.; **DANI** GFR < 50: Anwendung nicht empfohlen; **DALI** Anwendung nicht empfohlen
Adefovir Rp	HWZ 1-2h, PPB <4%, PRC C, Lact -
Hepsera *Tbl. 10mg*	**Chronische Hepatitis B:** 1 x 10mg p.o.; **DANI** GFR > 50: 100%; 20-49: 10mg alle 48h; 10-19: 10mg alle 72h; HD: 10mg alle 7d
Didanosin (DDI) Rp	HWZ 1.3-1.5h, Qo 0.5, PPB <5%, PRC B, Lact ?
Videx *Kps. 125, 200, 250, 400mg; Trockensaft (10ml = 200mg)*	**HIV-Infektion:** < 60kg: 250mg/d p.o.; > 60kg: 400mg/d in 1-2 ED; **Ki. > 3M.:** 240mg/m² KOF p.o. in 1-2 ED, 180mg/m² bei Kombination mit Zidovudin; **DANI** GFR > 60: 100%; 30-59: ≥ 60kg: 200mg/d, < 60kg: 150mg/d; 10-29: ≥ 60kg: 150mg/d, < 60kg: 100mg/d; < 10: ≥ 60kg: 100mg/d, < 60kg: 75mg/d; **DALI** nicht erforderlich

Emtricitabin (FTC) Rp	HWZ 10h, PPB <4%, PRC B, Lact -
Emtriva *Kps. 200mg; Saft (1ml = 10mg)*	**HIV-Infektion:** 1 x 200-240mg p.o.; **Ki. < 33kg:** 6mg/kg/d, max. 240mg/d; **Ki. > 33kg.:** siehe Erwachsene; **DANI** GFR >50: 100%; 30-49: 200mg alle 48h; 15-29: 200mg alle 72h; <15, HD: 200mg alle 96h (gilt für Tbl., Saft siehe Fachinfo)
Emtricitabin + Tenofovir Rp	PRC B, Lact -
Truvada *Kps. 200+136mg*	**HIV-Infektion:** 1 x 200 + 136mg p.o.; **DANI** GFR > 50: 100%; 30-49: 1 Kps. alle 48h; < 30, HD: Anwendung nicht empfohlen
Entecavir Rp	HWZ 128-149h, PPB 13%, PRC C, Lact-
Baraclude *Tbl. 0.5, 1mg; Saft (1ml = 0.5mg)*	**Chronische Hepatitis B:** nukleosid-naive Patienten/Lamivudin-refraktäre Patienten: 1 x 0.5/1mg p.o.; **DANI** GFR 30-49: 0.25/0.5mg/d; 10-29: 0.15/0.3mg/d; < 10, HD: 0.05/0.1mg/d; **DALI** nicht erforderlich
Lamivudin (3TC) Rp	HWZ 3-7h, Q0 0.03, PPB 16-36%, PRC C, Lact?
Epivir *Tbl. 150, 300mg; Saft (1ml = 10mg)* **Zeffix** *Tbl. 100mg; Saft (1ml = 5mg)*	**HIV-Infektion:** 300mg/d p.o. in 1-2 ED; **Ki. > 3M.:** 2 x 4mg/kg; **DANI** GFR > 50: 100%; 30-50: 1 x 150mg; 15-29: 1 x 100mg; 5-14: 1 x 50mg; < 5: 1 x 25mg; **chronische Hepatitis B:** 1 x 100mg p.o.; **DANI** GFR 30-49: ini 100mg, dann 50mg/d; 15-29: ini 100mg, dann 25mg/d; 5-14: ini 35mg, dann 15mg/d; < 5: ini 35mg, dann 10mg/d
Lamivudin + Zidovudin (CBV) Rp	PRC C, Lact ?
Combivir *Tbl. 150+300mg*	**HIV-Infektion** 2 x 1 Tbl. p.o.; **Ki. 14-21kg:** 2 x 1/2 Tbl.; **21-30kg:** 1 x 1/2 Tbl. morgens + 1 x 1 Tbl. abends; **DANI** GFR < 50: Monopräparate empfohlen
Lamivudin + Zidovudin + Abacavir Rp	PRC C, Lact -
Trizivir *Tbl. 150+300+300mg*	**HIV-Infektion:** 2 x 1 Tbl. p.o.; **DANI** GFR < 50: Monopräparate empfohlen; **DALI** KI

Stavudin (D4T) Rp	HWZ 1-1.5h, Q0 0.6, PPB unerheblich, PRC C, Lact ?
Zerit *Kps. 20, 30, 40mg; Trockensaft (1ml = 1mg)*	**HIV-Infektion:** < 60kg: 2 x 30mg p.o.; > 60kg: 2 x 40mg; **Ki.** > **3M.**, < **30kg:** 2 x 1mg/kg; > **30kg:** siehe Erwachsene; **DANI** GFR 26-50: 2 x 15-20mg; < 26, HD: 1 x 15-20mg; **DALI** nicht erforderlic
Telbivudin Rp	HWZ 42h, PPB 3%, PRC B Lact -
Sebivo *Tbl. 600mg*	**Chronische Hepatitis B:** 1 x 600mg p.o.; **DANI** GFR 30-49: 600mg alle 2d; < 30: 600mg alle 72h; terminale NI: 600mg alle 96h; **DALI** nicht erforderlich
Tenofovir (TDF) Rp	HWZ 12-18h, PPB < 0,7%
Viread *Tbl. 245mg*	**HIV-Infektion, chronische Hepatitis B:** 1 x 245mg p.o.; **DANI** GFR 30-49: 245mg alle 48h; 10-29: 245mg alle 72-96h; HD: 1 x 245mg/W.
Zidovudin (AZT) Rp	HWZ 1h, Q0 0.85, PPB 35%, PRC C, Lact ?
Retrovir *Kps. 100, 250mg; Tbl. 300mg; Saft (5ml = 50mg); Inf.Lsg. 200mg*	**HIV-Infektion:** 500-600mg/d p.o. in 2-3 ED; 6 x 1-2mg/kg i.v.; **Ki. 3M.-12J.:** 360-480mg/m^2 KOF p.o. in 3-4 ED; 4 x 80-160mg/m^2 KOF i.v.; **DANI** GFR < 10: 300-400mg/d p.o.; 3-4 x 1mg/kg i.v.

3.19.5 Non-Nukleosidische Reverse-Transkriptase-Inhibitoren (NNRTI)

Wm/Ind: Blockade der reversen Transkriptase von HIV-1; **UW** (Efavirenz): Schwindel, Benommenheit, Konzentrationsstörungen Schlaflosigkeit, Exanthem, Leberenzyme ↑; **UW** (Etravirin): Hautausschlag, Diarrhö, Übelkeit; **UW** (Nevirapin): Hautausschlag, Übelkeit, Fieber, Kopfschmerzen, Leberwerte ↑; **KI** (Efavirenz): SS/SZ, Kinder < 3 J, bekannte Überempfindlichkeit, schwere Leberschädigung, gleichzeitige Anwendung von Johanniskrautpräparaten und verschiedenen anderen Präparaten (s. Fachinfo); **KI** (Etravirin): bekannte Überempfindlichkeit, SZ, strenge Ind.stell. in der SS; **KI** (Nevirapin): bekannte Überempfindlichkeit, schwere Leberfunktionsstörung, gleichzeitige Anwendung von Johanniskrautpräparaten, SZ, strenge Ind.stell. in der SS; **Ink** (Efavirenz): Astemizol, Bepridil, Cisaprid, Midazolam, Pimozid, Triazolam, Terfenadin, Ergotaminderivate

Efavirenz (EFV) Rp	HWZ 40-55h, Q0 > 0.9, PPB 99%, PRC C, Lact -
Sustiva *Kps. 50, 200mg; Tbl. 600mg, Saft (1ml = 30mg)*	**HIV-Infektion:** 1 x 600mg p.o.; 1 x 720mg p.o.; **Ki. 3-17J.:** < **15kg:** 200mg; **15-19kg:** 250mg; **20-24kg:** 300mg; **25-32kg:** 350mg; **32.5-39kg:** 400mg; > **40kg:** 600mg; **DANI** nicht erforderlich; **DALI** Child C: KI

Etravirin Rp	HWZ 30-40h, PPB 99,9%, PRC B, Lact -
Intelence *Tbl. 100mg*	**HIV-Infektion:** 2 x 200mg p.o.; nur in Kombination mit geboosterten PI/antiretroviralen Substanzen; **DANI** nicht erforderlic; **DALI** Child C: Anwendung nicht empfohlen
Nevirapin (NVP) Rp	HWZ 22-84h, Qo 0.95, PPB 60%, PRC C, Lact ?
Viramune *Tbl. 200mg; Saft (5ml = 50mg)*	**HIV-Infektion:** 1 x 200mg p.o., nach 14d 2 x 200mg; **Ki. 2M.-8J.:** 1 x 4mg/kg p.o., nach 14d 2 x 7mg/kg; **8-16J.:** 1 x 4mg/kg, nach 14d 2 x 4mg/kg; **DANI** HD: weitere 200mg nach jeder Dialyse; **DALI** Child C: KI

3.19.6 Proteaseinhibitoren (PI)

Wm/Ind: spezifische Hemmung der HIV-Protease ⇒ Produktion wichtiger Virusproteine ↓ (z.B. reverse Transkriptase); **UW** (Atazanavir): Ikterus, Lipodystrophie, Kopfschmerzen, Schlaflosigkeit, Sklerenikterus, Bauchschmerzen, Diarrhoe, Dyspepsie, Übelkeit, Erbrechen, Ausschlag, Asthenie; **UW** (Fosamprenavir): Diarrhoe, Triglyzeride ↑, Kopfschmerzen, Schwindel, weiche Stühle, Übelkeit, Erbrechen, Unterleibsschmerzen, Müdigkeit, erythematöse/makulopapuläre Hauteruptionen, Transaminasen ↑, Lipase ↑; **UW** (Indinavir, Ritonavir): Übelkeit, Kopfschmerzen, Diarrhoe, Müdigkeit, Exanthem; **UW** (Saquinavir): Diarrhoe, Übelkeit, Exanthem; **UW** (Tipranavir): Hautausschlag, Pruritus, Photosensibilität, Lebertoxizität, Hypertriglyceridämie, Anorexie, Kopfschmerzen, Diarrhoe, Übelkeit, Erbrechen, Flatulenz, Bauchschmerzen, Dyspepsie; Erschöpfung; **KI** (Atazanavir): bekannte Überempfindlichkeit, mäßige bis schwere Leberinsuffizienz; **KI** (Fosamprenavir): bekannte Überempfindlichkeit, schwere Leberinsuffizienz; **KI** (Indinavir): SS/SZ; **KI** (Ritonavir): schwere Leberinsuffizienz, Cave in SS/SZ; **KI** (Saquinavir): SS/SZ; **KI** (Tipranavir): bekannte Überempfindlichkeit, Leberinsuffizienz (Child B-C); **Ink** (Atazanavir): Rifampicin, Johanniskraut, CYP3A4-Substrate wie Terfenadin, Pimozid, Chinidin, Mutterkorn-Alkaloide; **Ink** (Fosamprenavir): Rifampicin, Johanniskrautpräparate, Propafenon, Flecainid, CYP3A4-Substrate wie Terfenadin, Pimozid, Chinidin, Mutterkorn-Alkaloide; **Ink** (Indinavir): Benzodiazepine, Amiodaron, Rifabutin, Rifampicin; **Ink** (Ritonavir): Amiodaron, Benzodiazepine, Chinin, Flecainid, Propafenon, Rifabutin, Rifampicin, Zolpidem; **Ink** (Saquinavir): Benzodiazepine, Grapefruitsaft, Rifampicin; **Ink** (Tipranavir): Rifampicin, Johanniskraut, Amiodaron, Chinidin, Ergotaminderivate, Terfenadin, Pimozid, Sertindol, Triazolam, Simvastatin, Lovastatin, Flecainid, Propafenon

Atazanavir (AZV) Rp	HWZ 8,6 h, PPB 86%, RCB, Lact -
Reyataz *Kps. 150, 200, 300mg*	**HIV-Infektion:** 1 x 300mg p.o., Kombination mit 1 x 100mg Ritonavir; **DANI** nicht erforderlich; **DALI** Child B, C: KI

Darunavir Rp	HWZ 15h, PPB 95%, PRC B, Lact -
Prezista *Tbl. 300, 400, 600mg*	**HIV-Infektion:** 2 x 600mg p.o., Kombination mit 2 x 100mg Ritonavir; **DANI** nicht erforderlich; **DALI** Child C: KI
Fosamprenavir (FPV) Rp	HWZ 15-23h, PPB 90%, PRC C, Lact -
Telzir *Tbl. 700mg; Susp. (5ml = 250mg)*	**HIV-Infektion:** 2 x 700mg p.o., Kombination mit 2 x 100mg Ritonavir; **Ki. 25-39kg:** 2 x 18mg/kg + 2 x 3mg/kg Ritonavir; **DANI:** nicht erforderlich; **DALI** Child-Pugh < 7: 100%; 7-9: 2 x 450mg + 2 x 100mg Ritonavir; > 9: KI
Indinavir (IDV) Rp	HWZ 1.5-2h, Q_0 0.8, PPB 40%, PRC C, Lact -
Crixivan *Kps. 200, 400mg*	**HIV-Infektion:** 3 x 800mg p.o.; **Ki. 4-17J.:** 3 x 500mg/m^2 KOF; **DALI** leicht-mittel: 3 x 600mg
Lopinavir + Ritonavir Rp	
Kaletra *Tbl. 100+25, 200+50mg; Saft (5ml = 400+100mg)*	**HIV-Infektion:** 2 x 200 + 50mg p.o.; 2 x 5ml p.o.; **Ki. > 2J.:** 2 x 230 (max. 400) + 57 (max. 100)mg/m^2 KOF; **DANI** nicht erforderlich; **DALI** KI bei schwerer Leberinsuffizienz
Ritonavir (RTV) Rp	HWZ 3-3.5h, Q_0 0.7, PPB 99%, PRC B, Lact ?
Norvir *Kps. 100mg; Saft (7.5ml = 600mg)*	**HIV-Infektion:** 2 x 600mg p.o.; **Ki. < 2J.:** 2 x 250-350mg/m^2 KOF; **DALI** KI bei schwerer Leberinsuffizienz
Saquinavir (SQV) Rp	HWZ 13h, Q_0 >0.95, PPB 97%, PRC B Lact ?
Invirase *Kps. 200, 500mg; Tbl. 500mg*	**HIV-Infektion:** 2 x 1g p.o., Kombination mit 2 x 100mg Ritonavir; **DANI** nicht erforderlich; **DALI** KI bei schwerer Leberinsuffizienz
Tipranavir (TPV) Rp	HWZ 5-6h, PPB 99%, PRC C Lact -
Aptivus *Kps. 250mg*	**HIV-Infektion:** 2 x 500mg p.o., Kombination mit Ritonavir 2 x 200mg; **DANI** nicht erforderlich; **DALI** Child B, C: KI

3.19.7 Weitere antivirale Mittel

Wm/Wi (Enfuvirtid): Hemmung viraler und zellulärer Membranen-Fusion ⇒ Hemmung des Eintritts von HIV-1 in menschliche Zellen;
Wm/Wi (Maraviroc): bindet selektiv an den Chemokin-Rezeptor CCR5 beim Menschen ⇒ Hemmung des HIV-Eindringens in die Zielzellen;
Wm/Wi (Raltegravir): Hemmung der viralen Integrase ⇒ Hemmung der Integration des HIV-Genoms in das Wirtszellgenom;
Wm (Ribavirin): Guanosinanalogon, Hemmung der RNA-Polymerase;
UW (Enfuvirtid): Diarrhoe, Übelkeit, Müdigkeit, Pneumonie, Pankreatitis, Hautreaktion an der Einstichstelle;
UW (Maraviroc): Leberenzymerhöhung, Gewichtsverlust, Schwindel, Parästhesien, Geschmackstörung, Schläfrigkeit, Übelkeit, Husten, Erbrechen, Bauchschmerzen, Dyspepsie, Exanthem, Juckreiz, Muskelkrämpfe, Rückenschmerzen, Myokardischämie, Panzytopenie;
UW (Raltegravir): Schwindel, Bauchschmerzen, Obstipation, Flatulenz, Pruritus, Lipodystrophie, Hyperhidrose, Arthralgie, Müdigkeit, Schwächegefühl;
KI (Enfuvirtid): bekannte Überempfindlichkeit;
KI (Maraviroc): bekannte Überempfindlichkeit;
KI (Raltegravir): bekannte Überempfindlichkeit;
Ink (Ribavirin): Zidovudin

Enfuvirtid (T20) Rp	HWZ 3.8h, PPB 92%, PRC B, Lact -
Fuzeon *Inj.Lsg. 90mg/1ml*	**HIV-1-Infektion:** 2 x 90mg s.c.; **Ki. 6-16J.:** 2 x 6mg/kg s.c., max. 2 x 90mg; **DANI** nicht erforderlich
Maraviroc (MVC) Rp	HWZ 13h, PPB 76%, PRC B, Lact -
Celsentri *Tbl. 150, 300mg*	**HIV-1-Infektion:** 2 x 150-600mg p.o.; Dosis u. **DANI** abhängig von Co-Medikation (CYP3A4-Hemmer/Induktor) siehe Fachinfo; **DALI** vorsichtige Anwendung
Raltegravir Rp	HWZ 9 h; PPB 83%; PRC C Lact -
Isentress *Tbl. 400mg*	**HIV-1-Infektion:** 2 x 400mg p.o.; **DANI** nicht erforderlich; **DALI** vorsichtige Anwendung bei schwerer Leberinsuffizienz
Ribavirin Rp	HWZ 9.5h (Inhal.), 79h (p.o.), Qo 0.6, PRC X, Lact ?
Copegus *Tbl. 200, 400mg* **Rebetol** *Kps. 200mg; Saft (5ml = 200mg)* **Virazole** *Inhal.Lsg. 6g*	**Chronische Hepatitis C** (in Kombination mit Interferon): < 75kg: 400-0-600mg p.o.; > 75kg: 2 x 600mg; **DANI** GFR < 50: KI; **DALI** nicht erforderlich; **Respiratory Syncytial Virus-Infektion:** kontinuierliche Inhalation 3-7d

3.20 Antimykotika zur systemischen Anwendung

3.20.1 Azole

empf. (Fluconazol): Candida-Arten (außer C. krusei, C. glabrata), Cryptococcus, Histoplasma, Blastomyces, Trichosporon, Dermatophyten, keine Aktivität gegen Schimmelpilze; **empf.** (Itraconazol): Candida, Cryptococcus, Coccidioides , Histoplasma, Aspergillus, Dermatophyten; **empf.** (Posaconazol): Candida-Arten, Cryptococcus, Coccidioides, Histoplasma, alle Aspergillus spezies, Cladosporium, Zygomyceten, Fusarium spezies; **empf.** (Voriconazol): Candida-Arten, Trichosporon, Cryptococcus, Coccidioides, Histoplasma, einige Aspergillus spezies, eingeschränkt bei Scedosporium, Fusarium; **UW** (Fluconazol): Nausea, Kopf-/Bauchschmerzen, Diarrhoe, Exantheme, periphere Neuropathie, Veränderung von Leberfunktionswerten; **UW** (Itraconazol): Bauchschmerzen, Übelkeit, Dyspepsie, schlechter Geschmack; **UW** (Posaconazol): Neutropenie, Anorexie, Schlaflosigkeit, Schwindel, Kopfschmerzen, Parästhesien, Somnolenz, Hitzewallungen, Bauchschmerzen, Diarrhoe, Übelkeit, Erbrechen, Exanthem, Pruritus, Rückenschmerzen, Asthenie, Müdigkeit, Fieber; **UW** (Voriconazol): Fieber, Kopfschmerzen, Bauchschmerzen, Übelkeit, Erbrechen, Durchfall, Panzytopenie, Ödeme, Exanthem, Sehstörungen, akutes Nierenversagen, Halluzinationen, Leberwerte ↑; **KI** (Fluconazol): schwere Leberfkt.strg., SS/SZ; Anw.Beschr. bei Kindern; **KI** (Itraconazol): Niereninsuffizienz GFR < 30, SS/SZ; **KI** (Posaconazol): bekannte Überempfindlichkeit; gleichzeitige Anwendung von Mutterkorn-Alkaloiden, Terfenadin, Astemizol, Pimozid, Halofantrin, Chinidin, Simvastatin, Lovastatin, Atorvastatin; **KI** (Voriconazol): bekannte Überempfindlichkeit, gleichzeitige Anwendung von Terfenadin, Astemizol, Pimozid, Chinidin, Rifampicin, Carbamazepin, Phenobarbital, hochdosiertes Ritonavir, Mutterkorn-Alkaloide, Sirolimus, Johanniskraut; **Ink:** Carbamazepin, CSE-Inhibitoren, Grapefruitsaft, Phenobarbital, Primidon, Rifabutin, Rifampicin, Terfenadin; **Ink** (Itraconazol): Chinidin, Cisaprid, Ciclosporin, Dofetilid, orales Midazolam, Mizolastin, Triazolam, Phenytoin, Pimozid, Protonenpumpenblocker, Rifampicin; **Ink** (Ketoconazol): Methylprednisolon, H2-Blocker, Phenytoin, Protonenpumpenblocker; **Ink** (Posaconazol): Mutterkorn-Alkaloide, Pimozid, Chinidin; **Ink** (Voriconazol): Barbiturate, Chinidin, Pimozid

Fluconazol Rp	HWZ 30h, Qo 0.2, PPB 11%, PRC C, Lact -
Canifug Fluco *Kps. 150mg* **Diflucan** *Kps. 50, 100, 200mg; Saft (10ml = 50mg); Trockensaft (5ml = 50mg); Inf.Lsg. 100, 200, 400mg* **Fluconazol Deltaselect** *Inf. Lsg. 100mg/50ml, 200mg/100ml, 400mg/200ml* **FluconazoHEXAL** *Kps. 50, 100, 150, 200mg; Inf.Lsg. 2mg/1ml* **Flucobeta** *Kps. 50, 100, 150, 200mg* **Fluconazol-ratioph.** *Kps. 50, 100, 150, 200mg; Inf. Lsg. 100mg/50ml, 200mg/100ml, 400mg/200ml* **Flunazul** *Kps. 50, 100, 150, 200mg* **Fungata** *Kps. 150mg*	**Schleimhautkandidosen:** 1 x 50-100mg p.o.; **Ki. > 1M.:** 1 x 3mg/kg p.o.; **Systemcandidosen, Kryptokokkenmeningitis:** d1: 1 x 400mg, dann 1 x 200-400mg p.o/i.v., max. 800mg/d; **Ki. > 1M.:** 1 x 6-12mg/kg p.o./i.v.; **DANI** GFR: > 50: 100%; 11-50: 50%; HD: 100% nach jeder Dialyse

Itraconazol Rp	HWZ 24-36h, Q_0 1.0, PPB >95%, PRC C, Lact ?
Itracol *Kps. 100mg* **Itraconazol-ratioph.** *Kps. 100mg* **Sempera** *Kps. 100mg; Saft (1ml = 10mg);* **Siros** *Kps. 100mg* **Sporanox** *Kps. 100mg*	**Dermatomykosen, Systemmykosen, Aspergillose:** 1-2 x 100-200mg p.o. (Saft wird deutlich besser resorbiert); **invasive Mykose:** 2 x 200 mg (für 2-5 M.); **DANI** GFR < 30: KI; **DALI** Dosisanpassung

Ketoconazol Rp	HWZ 8h, Q_0 1.0, PPB 85-100%, PRC C, Lact ?
Nizoral *Tbl. 200mg*	**Dermatomykosen, Systemmykosen:** 1 x 200mg p.o.; **Ki.** > **2J.:** 1 x 2.5-5mg/kg

Posaconazol Rp	HWZ 35h, PPB 98%
Noxafil *Saft (5ml = 200mg)*	**Systemcandidosen, Aspergillose, Fusariose, Myzetom, Chromoblasto-, Kokzidioido-mykose:** 2 x 400mg p.o., bei Patienten ohne enterale Ernährung 4 x 200mg; **Pro invasiver Mykosen:** 3 x 200mg; **DANI** nicht erforderlich; **DALI** keine Daten

Voriconazol Rp	HWZ 6h, PPB ca. 58%, PRC D, Lact -
VFEND *Tbl. 50, 200mg; Trockensaft (1ml = 40mg); Inf.Lsg. 200mg*	**Invasive Aspergillose, Candidämie, schwere Candida-Infektion** (Fluconazol-resistent), **Pilzinfektion** (Scedosporium, Fusarium spp.): d1: 2 x 6mg/kg i.v.; 2 x 400mg p.o.; ab d2: 2 x 4mg/kg i.v.; 2 x 200mg p.o.; Pat. < 40kg: d1: 2 x 200mg p.o., ab d2: 2 x 100mg; **Ki. 2-12J.:** 2 x 7mg/kg i.v., 2 x 200mg p.o.; **DANI** möglichst orale Anwendung; **DALI** Child A, B: d1: 100%, ab d2: 50%; Child C: nicht empfohlen

3.20.2 Polyene

empf.: Candida-Arten, Aspergillus, Histoplasma, Sporothrix, Blastomyces, Cryptococcus, Coccidioides; **UW:** Fieber, Schüttelfrost, Nausea, Erbrechen, Diarrhoe, generalisierte Schmerzzustände, Anämie, Nierenfunktionsstörung, Hypokaliämie; **KI:** schwere Leber-, Nierenfunktionsstörung; Cave in SS/SZ; **Ink:** Aminoglykoside, Ciclosporin

Amphotericin B Rp	HWZ 24h (15d), Q_0 0.95, PPB 90-95%, PRC B Lact ?
Abelcet *Inf.Lsg. 100mg/20ml* **Amphotericin B** *Inf.Lsg. 50mg* **Fungizone** *Inf.Lsg. 50mg*	**Soor:** Susp., Lutschtbl.: 4 x 100mg p.o.; **generalisierte Mykosen:** ini 0.1mg/kg i.v., dann: 1 x 0.5-0.7mg/kg i.v., max. 1mg/kg; **Ki.** 1-2g/d, max. 0.25mg/kg/d i.v.; **DANI, DALI** KI bei schwerer Nieren-, Leber-insuffizienz

Amphotericin B liposomal Rp	HWZ 7-153h, Qo 0.95, PRC B Lact ?
AmBisome *Inf.Lsg. 50mg*	**Schwere systemische Mykosen:** ini 1 x 1mg/kg i.v., steigern bis 3-5mg/kg; **Ki.:** siehe Erwachsene; **DANI, DALI** KI bei schwerer Nieren-, Leberinsuffizienz

3.20.3 Echinocandine

empf.: Candida albicans und Candida spp.: fungizid, Schimmelpilze: fungistatisch;
UW (Anidulafungin): Hautrötung, Hitzewallungen, Pruritus, Exanthem, Hypokaliämie, Diarrhoe, ↑Transaminasen, aP und Bili;
UW (Caspofungin): Fieber, lokale Phlebitis, Übelkeit, Erbrechen, Flush, Exanthem, Kopfschmerzen, Anämie, Thrombopenie, Leukopenie, Leberenzyme↑;
UW (Micafungin): Histaminfreisetzung, Leukopenie, Thrombopenie, Hämolyse, Anämie, Hypokaliämie, Hypokalzämie, Kopfschmerzen, Phlebitis, Übelkeit, Erbrechen, Diarrhoe, Bauchschmerzen, Bilirubin- und Transaminasenerhöhung, Exanthem, Fieber, Schüttelfrost;
KI: bekannte Überempfindlichkeit bzw. Überempfindlichkeit gegen Echinocandine

Anidulafungin Rp	HWZ 40-50h, PPB 99%, PRC C, Lact ?
Ecalta *Inf.Lsg. 100mg*	**Invasive Candidose nicht-neutropenische Patienten:** d1 1 x 200mg i.v., dann 1 x 100mg für 14d; **DANI, DALI** nicht erforderlich

Caspofungin Rp	HWZ 9-11h, PPB 93-96%, PRC C, Lact ?
Cancidas *Inf.Lsg. 50, 70mg*	**Invasive Aspergillose/Candidose:** d1 1 x 70mg i.v., dann 1 x 50mg, > 80kg: 1 x 70mg; **DANI** nicht erforderlich; **DALI** Child 7-9: d1: 70mg, dann 1 x 35mg/d

Micafungin Rp	HWZ 13-17h, PPB 99%, PRC C, Lact ?
Mycamine *Inf.Lsg. 50, 100mg*	**Invasive Candidose:** 1 x 100mg i.v.; < 40kg: 2mg/kg/d; bei fehlendem Ansprechen Dosis verdoppeln; **Ki.:** siehe Erwachsene; **ösophageale Candidose:** 1 x 150mg i.v.; < 40kg: 3mg/kg/d; **Pro Candidosen:** 1 x 50mg/d; < 40kg: 1mg/kg/d; **Ki.:** siehe Erwachsene; **DANI** nicht erforderlich; **DALI** leichte bis mittelschwere Leberinsuffizienz nicht erforderlich

3.20.4 Weitere systemische Antimykotika

empf. (Flucytosin): Candida, Cryptococcus, Aspergillus (nur fungistatisch);
UW (Flucytosin): Blutbildveränderungen, Leberenzyme↑, Schwindel;
KI (Flucytosin): SS, Anw.Beschr. bei Niereninsuffizienz, Leberschädigung, KM-Depression

Flucytosin Rp	HWZ 3-8h, Qo 0.03, PPB 5%, PRC C, Lact ?
Ancotil *Inf.Lsg. 2.5g/250ml*	**Schwere Systemkandidose:** 100-150mg/kg i.v. in 4 ED in Kombination mit Amphotericin B (0.5mg/kg/d); **Früh-/Neugeborene:** 50-100mg/kg/d in 2 ED; **Kryptokokkenmeningitis:** 100mg/kg/d + 0.7-1mg/kg/d Amphotricin B; **Chromoblastomykose:** 70-100mg/kg/d i.v. in 4 ED + 50mg Amphotericin B; **DANI** GFR 20-40: Dosisintervall 12h; 10-19: Dosisintervall 24h; HD: 50mg/kg nach jeder Dialyse
Griseofulvin Rp	HWZ 22h, Qo 1.0, PPB 80%, PRC C
Griseo ct *Tbl. 125, 500mg* **Fulcin S** *Tbl. 500mg*	**Dermatophyteninfektion der Haut/Haare:** 1-4 x 125-500mg p.o. (Wirkungseintritt erst nach Wochen!); **Ki. 2-14J.:** 10-15mg/kg/d p.o. in 1-4 ED; **DANI** nicht erforderlich; **DALI** KI bei schwerer Leberinsuffizienz
Terbinafin Rp	HWZ 17h, Qo 1.0, PPB 99%, PRC B, Lact -
Amiada *Tbl. 250mg* **Dermatin** *Tbl. 250mg* **Lamisil** *Tbl. 250mg* **Myconormin** *Tbl. 250mg* **Octosan** *Tbl. 250mg* **Onymax** *Tbl. 250mg* **Terbinafin HEXAL** *Tbl. 125, 250mg* **Terbinafin Sandoz** *Tbl. 125, 250mg*	**Schwere Dermatophyteninfektion der Haut:** 1 x 250mg p.o.; **DANI** GFR < 50: 50%; **DALI** Anwendung bei schwerer Leberfunktionsstörung nicht empfohlen

3.21 Antimykotika zur topischen Anwendung

empf. (Amphotericin B): Candida, Aspergillus fumigatus; **empf.** (Natamycin): Candida;
empf. (Nystatin): Candida, Blastomyces, Coccidioides, Histoplasma, Aspergillus;
UW (Amphotericin B): allergische Hautreaktionen, Glossitis, Übelkeit, Erbrechen, Diarrhoe;
UW (Nystatin): bei hoher Dosis Brechreiz; **KI** (Amphotericin B): bekannte Überempfindlichkeit

Amphotericin B Rp	
Ampho-Moronal *Tbl. 100mg; Lutschtbl. 10mg; Susp. (1ml = 100mg)*	**Mundsoor:** 4 x 1 Tbl. bzw. 4 x 1ml p.o., bis 2-3d nach Verschwinden d. sichtbaren Sympt.
Natamycin Rp	
Pimafucin *Lutschtbl. 10mg*	**Mundsoor:** 4-6 x 10mg p.o.

Nystatin OTC	PRC C, Lact ?
Adiclair *Tbl. 500000 IE; Susp. (1ml = 100.000 I.E.); Mundgel (1g = 100000 IE)* **Biofanal** *Tbl. 500000 IE; Susp. (1ml = 100.000 I.E.); Mundgel (1g = 100000 IE)* **Moronal** *Tbl. 500000 IE; Susp. (1ml = 100000 IE)* **Mykundex** *Tbl. 500000 I.E.; Susp. (1ml = 100.000 I.E.)* **Nystatin Stada** *Tbl. 500000 IE*	**Candida-Infektion:** Mundhöhle: 4-6 x 100000 IE p.o.; Magen-Darm-Trakt: 3 x 1-2Tbl.; **Ki.** siehe Erwachsene; **DANI** nicht erforderlich

3.22 Antihelminthika

UW (Albendazol): Kopfschmerzen, Schwindel, Bauchschmerzen, Diarrhoe, Übelkeit, Erbrechen, reversibler Haarausfall, Fieber; **UW** (Praziqunatel): Kopfschmerzen, Benommenheit, Schwindel, Somnolenz, Unwohlsein, Bauchschmerzen, Übelkeit, Erbrechen, Diarrhoe, Urtikaria, Fieber, Anorexie, Myalgie; **KI** (Albendazol): bekannte Überempfindlichkeit, SS, SZ; **KI** (Praziquantel): bekannte Überempfindlichkeit, intraokuläre Zystizerkose, gleichzeitige Anwendung von Rifampicin

Albendazol Rp	HWZ 8h, PRC C, Lact ?
Eskazole *Tbl. 400mg*	**Echinokokkose:** 2 x 400mg p.o. für 28d, dann 14d Pause, 2-3 Zyklen; **Trichinose:** 2 x 400mg für 6d; **Strongyloidiasis:** 400-800mg/d für 3d; Pat. < 60kg: 15mg/kg/d in 2 ED

Mebendazol Rp	HWZ 2-8h, Q0 0.95, PRC C, Lact ?
Surfont *Tbl. 100mg* **Vermox** *Tbl. 100, 500mg*	**Enterobiasis:** 1 x 100mg p.o. für 3d, wdh. nach 2 u. 4W.; **Ascariasis, Ankylostomiasis:** 2 x 100mg für 3d; **Trichuriasis:** 2 x 100mg für 4d; **Taeniasis, Strongyloidiasis:** 2 x 300mg für 3d; **Ki.:** s. Erwachsene, max. 2 x 100mg; **Trichinose:** d1: 3 x 250mg, d2: 4 x 250mg, d3-14: 3 x 500mg; **Echinokokokkose:** d1-3: 2 x 500mg, d4-6: 3 x 500mg, dann 3 x 500-1500mg

Niclosamid OTC	
Yomesan *Tbl. 500mg*	**Taeniasis, Fischbandwurm:** 1 x 2g p.o.; **Ki. 2-6J.:** 1 x 1g; < **2J.:** 1 x 0.5g; **Zwergbandwurm:** d1: 1 x 2g, d2-7: 1 x 1g; **Ki. 2-6J.:** d1: 1 x 1g, d2-7: 1 x 0.5g; < **2J.:** d1: 1 x 0.5g, d2-7: 1 x 250mg; **DANI** nicht erforderlich

Praziquantel Rp	HWZ 1-2.5 (4)h, Qo 0.8, PPB 85%, PRC B
Biltricide *Tbl. 600mg* **Cesol** *Tbl. 150mg* **Cysticide** *Tbl. 500mg*	**Schistosomiasis:** 40-60mg/kg p.o. in 2-3 ED für 1d; **Leber- u. Lungenegel:** 75mg/kg in 3 ED für 2-3d; **Neurozystizerkose:** 50mg/kg in 3 ED für 15d; **Taeniasis:** 1 x 5-10mg/kg; **Fischbandwurm:** 1 x 10mg/kg; **Zwergbandwurm:** 15-25mg/kg, evtl. wdh. nach 10d
Pyrantel OTC	HWZ 26h PRC C, Lact ?
Helmex *Kautbl. 250mg; Saft (5ml = 250mg)*	**Enterobiasis, Ascariasis, Ancylostomiasis:** 1 x 10mg/kg p.o., max. 1g; **Hakenwurm:** 20mg/kg für 2d; **DALI** KI bei vorbestehender Leberschädigung
Pyrvinium OTC	PRC B
Molevac *Tbl. 50mg; Saft (5ml = 50mg)* **Pyrcon** *Saft (5ml = 50mg)*	**Enterobiasis:** 1 x 5mg/kg p.o., max. 400mg; **DANI, DALI** KI

3.23 Antimalariamittel

UW (Artemether + Lumefantrin): Bauch-/Kopfschmerzen, Anorexie, Diarrhoe, Übelkeit, Schwindel, Pruritus, Exanthem, Husten, Palpitationen, Arthralgie, Myalgie, Asthenie, Müdigkeit; **UW** (Chinin): Kopfschmerzen, Schwindel, Tinnitus, BB-Veränderungen, Hämolyse, Erregungsleitungsstrg.; **UW** (Chloroquin): Hornhauttrübung, Retinopathia pigmentosa, Exanthem; **UW** (Mefloquin): GI-Strg., ZNS-Strg., Rhythmusstrg., Psychose, Leuko-/ Thrombopenie; **UW** (Proguanil): GI-Strg., Mund-Ulzera, Haarausfall; **KI** (Artemether + Lumefantrin): komplizierte Malaria, Herzerkrankung, QT ↑, SZ; **KI** (Chinin): G-6-PDH-Mangel, Myasthenia gravis; **KI** (Chloroquin): Retinopathie, G-6-PDH-Mangel, SS/SZ; **KI** (Mefloquin): SS/SZ, Psychosen, Kardiomyopathie, Epilepsie; **KI** (Proguanil): schwere Nierenfunktionsstörung; **Ink** (Artemether + Lumefantrin): andere Antimalariamittel, Flecainid, Metoprolol, Imipramin, Amitryptilin, Clomipramin, QT-verlängernde Medikamente, Ketoconazol u.a. (s. Packungsbeilage); **Ink** (Chloroquin): Phenylbutazon, Probenecid, Kortikosteroide, Isoniazid, Amiodaron, Carbamazepin, Phenytoin, Phenothiazine, Ketoconazol, MAO-Hemmer, Cimetidin, Mefloquin, Bupropion, Metronidazol, Penicillamin, Pyrimethamin, Sulfadoxin, Ciclosporin, Methotrexat, Pyridostigmin, Neostigmin u.a. (s. Packungsbeilage)

Artemether + Lumefantrin Rp	HWZ (A/L) 2 h/2-6 d
Riamet *Tbl. 20+120mg*	**Unkomplizierte Malaria tropica Therapie:** ini 4 Tbl., wdh. nach 8, 24, 36, 48, 60h; **Ki. 5-15kg:** siehe Erwachsene mit je 1 Tbl.; **15-25kg:** je 2 Tbl.; 25-35kg: je 3 Tbl.
Chinin Rp	HWZ 8-12h, Qo 0.85, PPB ca. 70%
Chininum dihydrochloricum *Int. Apotheke* **Chininum hydrochloricum** *Tbl. 250mg*	**Komplizierte Malaria tropica Th:** ini 20mg/kg über 4h i.v., dann 3 x 10mg/kg; **DANI** GFR < 10: Loading dose geben, Erhaltungsdosis um 30-50% reduzieren

Chloroquinphosphat Rp	HWZ 30-60 d, Qo 0.3, PPB 50-60%, PRC C, Lact +
Resochin *Tbl. 81, 250mg; Amp. 250mg* **Weimerquin** *Tbl. 250, 500mg*	**Malaria Pro:** 1 x/W. 8mg/kg p.o., 1W. vor bis 4W. nach Exposition; **Malaria Th:** ini 16mg/kg p.o., nach 6h 8mg/kg, dann 1 x 8mg/kg für 2-3d; ini 16mg/kg über 4h i.v., dann 8mg/kg über 4h alle 12h bis Ges.dosis von 40-50mg/kg; **Ki.:** s. Erwachsene

Doxycyclin → 81 Rp	HWZ 12–24h, Qo 0.7, PPB 80–90%, PRC D, Lact ?
Antodox *Kps. 100, 200mg* **Doxycyclin-ratioph.** *Kps. 100mg; Amp. 100mg/5ml* **DoxyHEXAL** *Tbl. 100, 200mg; Amp. 100mg/5ml*	**Malaria Pro:** 100mg/d; 1d vor bis 4 W. nach Exposition

Mefloquin Rp	HWZ 13-30 d, Qo 0.9, PPB 98%, PRC C, Lact ?
Lariam *Tbl. 250mg*	**Malaria tropica Pro:** 1 x/W. 250mg p.o., 1W. vor bis 4W. nach Exposition; **Ki. > 5kg:** 1 x/W. 5mg/kg; **Malaria Th:** ini 750mg p.o., nach 6h 500mg, nach 12h 250mg; **Ki. > 5kg:** 20-25mg/kg Gesamtdosis in 2-3 ED

Primaquin Int. Apotheke	HWZ 4-7h, PRC C, Lact ?
Primaquine *Tbl. 15mg*	**Malaria tertiana Nachbehandlung:** 1 x 15mg p.o. für 14d

Proguanil Rp	HWZ 20h, Qo 0.7, PPB 75%, PRC B
Paludrine *Tbl. 100mg*	**Malaria Pro:** 1 x 200mg p.o. (Kombination mit Chloroquin); **Ki. < 1J.:** 1 x 25mg; **1-4J.:** 1 x 50mg; **5-8J.:** 1 x 100mg; **9-14J.:** 1 x 150mg; **DANI** GFR: > 60: 100%; 20-59: 1 x 100mg; 10-19: 50mg alle 2d; < 10: 1 x/W. 50mg

Proguanil + Atovaquon Rp	
Malarone *100+250mg* **Malarone junior** *Tbl. 25+62.5mg,*	**Malaria Pro:** 1-2d vor bis 7d nach Exposition: 1 x 100 + 250mg p.o.; **Ki. 11-20kg:** 1 x 25 + 62.5mg p.o.; **21-30kg:** 1 x 50 + 125mg; **31-40kg:** 1 x 75 + 187.5mg; **unkomplizierte Malaria tropica Th:** 1 x 400 + 1000mg p.o. für 3d; **Ki. 11-20kg:** 1 x 100 + 250mg für 3d; **21-30kg:** 1 x 200 + 500mg für 3d; **31-40kg:** 1 x 300 + 750mg für 3d; **DANI** GFR > 30: 100%; < 30: KI; **DALI** nicht erforderlich

3.24 Topische Antiinfektiva in der Dermatologie

3.24.1 Antibiotika

Chloramphenicol + Natriumbituminosulfonat Rp	
Ichthoseptal *Creme 100g enth. 1g+2g, Lsg. 100g enth. 1g+0.5g*	**Impetiginisierte Dermatosen und Ekzeme, Pyodermie, Impetigo:** 2-3 x tgl. auftragen; **DALI** KI
Chlortetracyclin Rp	
Aureomycin *Salbe 100g enth. 3g*	**Bakteriell infizierte Wunde, Verbrennung, Pyodermie, Furunkulose, Ulcus cruris:** 1-2 x tgl. auftragen
Framycetin Rp	
Leukase N *Salbe 100g enth. 2g; Puder 100g enth. 2g*	**Pyodermie, Ulcus cruris, Dekubitus, infizierte Wunde, Impetigo, Verbrennung, bakteriell bedingtes Ekzem:** 1 x tgl. auftragen; **DANI** KI
Fusidinsäure Rp	
Fucidine *Creme, Salbe 100g enth. 2g; Wundgaze* **Fusicutan** *Creme, Salbe 100g enth. 2g*	**Infizierte Hauterkrankungen:** 2-3 x tgl. auftragen; Gaze: 2-3d belassen
Gentamicin Rp	PRC C, Lact ?
Refobacin *Creme 100g enth. 100mg* **Sulmycin** *Creme, Salbe 100g enth. 100mg*	**Ulcus cruris, Dekubitus:** 2-3 x tgl. auftragen
Neomycin + Bacitracin Rp	
Nebacetin *Salbe 1g enth. 3250+250 IE* **Neobac** *Salbe 1g enth. 5mg+500 IE*	**Infektion der Haut, Ulcus cruris, Mastitis nach Inzision, Pro von Nabelinfektionen:** mehrmals tgl. auftragen
Retapamulin Rp	PRC C, Lact ?
Altargo *Salbe 1g enth. 10mg*	**Impetigo, infizierte Hautverletzungen u. Wunden:** 2 x tgl. über 5d auftragen

3.24.2 Virustatika

Aciclovir OTC/Rp	PRC B, Lact ?
Acerpes, Acic, Aciclovir-ratioph., Aciclostad, Zovirax *Creme 100g enth. 5g*	**Herpes labialis, Herpes genitalis:** 5 x tgl. auftragen
Docosanol OTC	.
Erazaban *Creme 1g enth. 100mg*	**Herpes labialis:** 5 x tgl. auftragen

Foscarnet Rp	
Triapten *Creme 100g enth. 2g*	**Herpes labialis, Herpes genitalis, Herpes integumentalis:** 6 x tgl. auftragen
Idoxuridin + Dimethylsulfoxid Rp	
Virunguent *Salbe 1g enth. 2+18mg*	**Herpes labialis, Herpes zoster:** 4-5 x tgl. auftragen
Penciclovir OTC	PRC B, Lact -
Fenistil Pencivir *Creme 100g enth. 1g*	**Rezidivierender Herpes labialis:** 6-8 x tgl. auftragen

3.24.3 Antimykotika

Amorolfin OTC	
Loceryl *Creme 100g enth. 250mg; Nagellack 1ml enth. 50mg*	**Hautmykosen durch Dermatophyten, kutane Candidose:** 1 x tgl. auftragen; **Nagelmykose:** Nagellack 1-2 x/W. auftragen
Bifonazol OTC	
Bifomyk *Creme, Gel 100g enth. 1g; Lsg. 1ml enth. 10mg; Spray 1 Hub = 1.4mg* **Bifon** *Creme, Gel 100g enth. 1g; Lsg. 1ml enth. 10mg; Spray 1 Hub = 1.4mg* **Bifonazol HEXAL** *Creme, Lsg., Spray 100g enth. 1g* **Canesten extra** *Creme, Spray 100g enth. 1g* **Mycospor** *Creme, Gel, Lsg., Spray 100g enth. 1g*	**Hautmykosen durch Dermatophyten, Hefen, Schimmelpilze, Malassezia furfur, Infektion durch Corynebacterium minutissimum:** 1 x tgl. auftragen bzw. 1 x 3 Gtt. bzw. 1 x 2 Hübe
Ciclopirox OTC/Rp	
Batrafen *Creme, Vaginalcreme, Gel, Puder, Lsg., Shampoo 100g enth. 1g* **Ciclopirox-ratioph.** *Creme, Lsg. 100g enth. 1g* **Ciclopirox Winthrop** *Nagellsg. 100g enth. 8g* **Inimur Myko** *Vaginalcreme 100g enth. 1g; Vaginalsupp. 100mg* **Nagel Batrafen** *Nagellsg. 100g enth. 8g* **Sebiprox** *Lsg. 100g enth. 1.5g*	**Alle Dermatomykosen:** 2 x tgl. auftragen; **Nagelmykosen:** Nagellsg. W. 1-4: alle 2d auftragen, W. 5-8: 2 x/W., ab W. 9: 1 x/W.; **vaginale Candidose:** 1 x tgl. 100mg vaginal; **seborrhoische Dermatitis der Kopfhaut:** 1-3 x/W. auf die Kopfhaut auftragen, einmassieren und ausspülen

Clotrimazol OTC/Rp	HWZ 3.5-5h, PRC B, Lact ?
Antifungol *Creme, Lsg., Spray, Vaginalcreme 100g enth. 1, 2g; Vaginaltbl. 200, 500mg* **Canifug** *Creme, Lsg. 100g enth. 1g; Vaginalcreme 100g enth. 1, 2g; Vaginalsupp. 100,200mg* **Canesten** *Creme, Lsg., Spray 100g enth. 1g;* **Canesten Gyn** *Vaginalcreme 100g enth. 1, 2, 10g; Vaginaltbl. 100, 200, 500mg* **Fungizid-ratioph.** *Creme, Vaginalcreme, Spray 100g enth. 1g; Vaginaltbl. 100, 200mg* **Mykofug** *Creme, Lsg. 100g enth. 1g*	**Hautmykosen durch Dermatophyten, Hefen, Schimmelpilze, Malassezia furfur, Infektion durch Corynebacterium minutissimum:** 2-3 x tgl. auftragen; **vaginale Mykosen:** einmalig 1 Applikatorfüllung Creme 10% oder 1 Tbl. 500mg vaginal; 1 x 1 Applikatorfüllung Creme 2% oder 1 Tbl./Supp. 200mg vaginal für 3d; 1 x 1 Applikatorfüllung Creme 1% oder 1 Tbl./Supp. 100mg vaginal für 6d
Econazol OTC/Rp	PRC C, Lact ?
Epi-Pevaryl *Creme, Lsg., Spray, Lotio 100g enth. 1g* **Gyno-Pevaryl** *Ovulum 50, 150, 150(ret.)mg; Vaginalcreme 100g enth. 1g*	**Alle Dermatomykosen:** 2-3 x tgl. auftragen; **vaginale Mykosen:** einmalig 150mg (ret.) vaginal; 1 x 150mg für 3d; 1 x 50mg für 6d
Ketoconazol OTC	PRC C, Lact ?
Fungoral *Creme, Lsg. 100g enth. 2g* **Nizoral** *Creme 100g enth. 2g* **Terzolin** *Creme, Lsg. 100g enth. 2g*	**Seborrhoische Dermatitis:** 2 x tgl. auftragen; **Pityriasis versicolor:** 1 x tgl. auftragen
Miconazol OTC/Rp	PRC C, Lact ?
Daktar *Creme, Mundgel 100g enth. 2g* **Fungur M** *Creme, Vaginalcreme 100g enth. 2g; Ovulum 100mg* **Gyno Daktar** *Vaginalcreme 100g enth. 2g* **Micotar** *Creme, Lsg., Paste, Mundgel 100g enth. 2g* **Vobamyk** *Creme 100g enth. 2g*	**Dermatomykosen, miconazolempfindliche grampositive Hautinfektion:** 2 x tgl. auftragen; **Mundsoor:** 4 x 1/2 Meßlöffel p.o.; **Ki.:** siehe Erwachsene; **Sgl.:** 4 x 1/4 Meßlöffel; **vaginale Candidose:** 1 x 1 Applikatorfüllung vaginal; 1 x 1 Ovulum 100mg vaginal
Naftifin OTC	PRC B, Lact ?
Exoderil *Creme, Gel, 100g enth. 1g*	**Dermatomykosen durch Dermatophyten, Hefen, Schimmelpilze:** 1 x tgl. auftragen
Nystatin OTC	PRC C, Lact ?
Adiclair *Creme, Salbe, Mundgel 100g enth. 10 Mio IE* **Candio-Hermal** *Creme, Salbe 100g enth. 10 Mio IE; Mundgel 100g enth. 25 Mio IE* **Lederlind** *Paste, Mundgel 100g enth. 10 Mio IE* **Nystaderm** *Creme, Paste Mundgel 100g enth. 10 Mio IE*	**Hautinfektion durch nystatinempfindliche Hefepilze:** 2-3 x tgl. auftragen; **Mundsoor:** 4 x 1g Gel p.o.; **Ki.:** siehe Erwachsene; **Sgl.:** 4 x 0.5-1g;

Sertaconazol OTC	
Mykosert *Creme, Lsg. 100g enth. 2g* **Zalain** *Creme 100g enth. 2g; Nagelpflaster (S, M, XL)*	**Dermatomykosen durch Dermatophyten, Hefen:** 2 x tgl. auftragen; **Onychmykose:** Pflaster alle 7d wechseln, Th-Dauer max. 24W.
Terbinafin OTC	
Fungizid-ratioph. extra *Creme 100g enth. 1g* **Lamisil** *Creme, Gel, Lsg., Spray 100g enth. 1g* **Terbinafin CT** *Creme 100g enth. 1g* **Terbinafinhydrochlorid Al/Stada** *Creme 100g enth. 1g*	**Dermatomykosen durch Dermatophyten und Hefepilze, Pityriasis versicolor:** 1 x tgl. auftragen
Tioconazol OTC	PRC C, Lact -
Mykontral *Creme, Lotio, Puder, Spray 100g enth. 1g*	**Dermatomykosen durch Dermatophyten, Hefen, Schimmelpilze, Pityriasis versicolor, Erythrasma:** 2 x tgl. auftragen

3.24.4 Antiparasitäre Mittel

UW (Benzylbenzoat): Kontaktdermatitis, Urtikaria; **UW** (Allethrin/Piperonylbutoxid): Reizung von Haut und Schleimhäuten; **UW** (Permethrin): Hautirritationen, Brennen, Pruritus; **KI** (Benzylbenzoat): Anw.Beschr. bei Sgl./Kleinkindern; **KI** (Malathion): Sgl.; **KI** (Allethrin/Piperonylbutoxid): SS (1. Trim.), SZ, Sgl.; **KI** (Permethrin): bekannte Überempfindlichkeit, Ki. < 2M.

Benzylbenzoat OTC	PRC B
Antiscabiosum 10%, 25% *Emuls. 100g enth. 10, 25g*	**Scabies:** An 3d gesamten Körper (ohne Kopf) einreiben; **Ki.:** 10% Emulsion verwenden
Allethrin + Piperonylbutoxid OTC	
Jacutin Pedicul *Spray 1g enth. 6.6+26.4mg*	**Befall mit Kopf-, Schild-, Kleiderläusen, Scabies:** einmalige Applikation auf die befallenen Areale, ggf. wdh. nach 8d
Permethrin OTC	PRC B
Infectopedicul *Lsg. 100g enth. 430mg* **Infectoscab 5%** *Creme 1g enth. 50mg*	**Befall mit Kopfläusen:** 30-45min einwirken lassen, dann ausspülen; **Ki. 2M.-3J.:** max. 25ml; **Scabies:** dünn auftragen; **Erwachsene und Ki. > 12J.:** bis 30g; **Ki. 6-12J.:** bis 15g; **Ki. 2M.-5J.:** bis 7g
Pyrethrine + Piperonylbutoxid + Chlorocresol OTC	PRC B
Goldgeist Forte *Lsg. 100g enth. 75+ 700+900mg*	**Befall mit Kopf-, Filz-, Kleiderläusen:** 30-45min einwirken lassen, dann ausspülen

3.25 Topische Antiinfektiva in der Ophthalmologie

3.25.1 Aminoglykoside

Gentamicin Rp	PRC C, Lact ?
Refobacin, Gentamicin-POS, Gentamytrex *AT 1ml = 3mg; AS 1g = 3mg*	**Bakterielle Infektion, Infektionspro. bei Verletzung des vorderen Augenabschnittes, intraokulärer Eingriff:** 4-6 x 1 Gtt. bzw. 2-3 x 0.5cm Salbenstrang
Kanamycin Rp	
Kanamycin-POS, Kanamytrex, Kana-Stulln, Kan-Ophtal *AT 1ml = 5mg; AS 1g = 5mg*	**Bakterielle Infektion, Verletzung des äußeren Auges, nach operativen Eingriffen:** 3-6 x tgl. 1 Gtt. alle 2-3 h bzw. 1cm Salbenstrang alle 3-4 h
Tobramycin Rp	PRC B, Lact -
Tobramaxin *AT 1ml = 3mg; AS 1g = 3mg*	**Bakterielle Infektion des äußeren Auges/ des vorderen Augenabschnittes:** leichte bis mittelschwere Infektion: 1-2 Gtt. alle 4 h bzw. 2-3 x 1.5cm Salbenstrang; schwere Infektion: 1-2 Gtt. alle 1/2-1h bzw. 1.5cm Salbenstrang alle 3-4 h

3.25.2 Breitspektrumantibiotika

Chloramphenicol Rp	PRC C, Lact -
Posifenicol C *AS 1g = 10mg*	**Bakterielle Infektion des vorderen Augenabschnittes, der Bindehaut, des Tränenkanals:** 0.5cm Salbenstrang alle 2 h; Rezidivpro.: 3-4 x 0.5cm Salbenstrang für 2-3 d
Chlortetracyclin Rp	
Aureomycin *AS 1g = 10mg*	**Bakterielle Infektion des äußeren Auges:** je nach Krankheitsbild und klinischem Ansprechen alle 2h oder öfter
Ciprofloxacin Rp	PRC C, Lact -
Ciloxan *AT 1ml = 3mg*	**Hornhautulcus:** d1: 0.-6. Std.: 1 Gtt./15min, 7.-24. Std.: 1Gtt./30min, d2: 1 Gtt./h, d3-14: 1 Gtt./4h; **bakterielle Konjunktivitis/Blepharitis:** 4 x 1 Gtt. für 7d

Erythromycin + Colistin Rp	
Ecolicin *AS 1g = 5+5mg; AT 1ml = 5+5mg*	**Bakterielle Infektion des vorderen Augenabschnittes**: alle 2-3h 0.5-1cm Salbenstrang bzw. 1 Gtt. für 7-10d
Fusidinsäure Rp	
Fucithalmic *AT 1g = 10mg*	**Bakterielle Konjunktivitis:** 2 x 1Gtt.
Levofloxacin Rp	
Oftaquix *AT 1ml = 5mg*	**Bakterielle Infektion des vorderen Augenabschnittes:** d1+2: bis 8 x 1-2 Gtt., d3-5: 4 x 1-2 Gtt.
Lomefloxacin Rp	PRC C, Lact ?
Okacin *AT 1ml = 3mg*	**Bakterielle Konjunktivitis:** ini 5 Gtt. in den ersten 20min bzw. 1 Gtt./h für 6-10h, dann 2-3 x 1 Gtt. für 7-9d
Ofloxacin Rp	PRC C, Lact -
Floxal *AT 1ml = 3mg; AS 1g = 3mg*	**Bakterielle Infektion des vorderen Augenabschnittes**: 4 x 1 Gtt. bzw. 3-5 x 1cm Salbenstrang
Oxytetracyclin Rp	
Oxytetracyclin *AS 1g = 10mg*	**Bakterielle Infektion des vorderen Augenabschnittes:** 3-6 x 1cm Salbenstrang
Polymyxin B + Neomycin + Gramicidin Rp	PRC C, Lact ?
Polyspectran *AT 1ml = 7.500 + 3.500 I.E. + 0.02mg*	**Bakterielle Infektion des äußeren Auges und seiner Adnexe, Infektionspro. vor und nach Augen-Op.:** 3-5 x 1 Gtt.; in akuten Fällen alle 2h

3.25.3 Antimykotika

Natamycin Rp	
Pima Biciron N *AS 1g = 10mg*	**Pilzinfektionen des Auges:** 6 x 1 Salbenstrang

3.25.4 Virustatika

Aciclovir Rp	PRC B, Lact ?
Acic Ophtal *AS 1g = 30mg* **Acivision** *AS 1g = 30mg* **Aciclovir Siga 3%** *AS 1g = 30mg* **Virupos** *AS 1g = 30mg* **Zoliparin** *AS 1g = 30mg* **Zovirax** *AS 1g = 30mg*	**Hornhautentzündung durch Herpes-simplex-Virus:** 5 x 1cm Salbenstrang

Trifluridin Rp	PRC C, Lact ?
Triflumann *AT 1ml = 10mg*	**Keratitis durch Herpes-simplex-Virus:** 1 Gtt. alle 3h, max. 3mg/d

3.25.5 Antiseptika

Bibrocathol OTC	
Noviform *AS 1g = 50mg* **Posiformin** *AS 1g = 20mg*	**Reizzustände des äußeren Auges, Blepharitis, Hordeolum, nicht-infizierte frische Hornhautwunde:** **Ki. > 12J./Erwachsene:** 3-5 x 0.5cm Salbenstrang

3.26 Topische Antiinfektiva in der HNO

3.26.1 Antibiotikum

Wm/Wi: bakteriostatisches Antibiotikum mit antiinflammatorischer Wirkung;
UW: Trockenheitsgefühl in Nase, Mund und Rachen, Prickeln, Niesreiz, Bronchokonstriktion, Schleimhautödem, Schleimhautrötung;
KI: bekannte Überempfindlichkeit, Kinder < 12J., ausgeprägte Überempfindlichkeit der Atemwege, SS, SZ

Fusafungin OTC	
Locabiosol S *Spray 5mg/ml*	**Akute entzündliche Erkrankung der oberen Luftwege:** 4 x 4 Hub (Rachenraum); 4 x 2 Hub (nasal)

3.26.2 Antiseptika-Kombinationen

Wm/Wi (Benzalkonium, Cetrimonium): quartäre Ammoniumverbindungen mit hoher Oberflächenaktivität, die sowohl grampositive als auch gramnegative Keime erfassen;
Wm/Wi (Tyrothricin): Polypeptidantibiotikum mit bakterizider Wirkung gegen grampositive Keime;
UW (alle): Überempfindlichkeitsreaktionen;
KI (alle): bekannte Überempfindlichkeit

Benzalkonium + Benzocain + Tyrothricin OTC	
Dorithricin *Lutschtbl. 1+1.5+0.5mg*	**Halsentzündung mit Schluckbeschwerden:** alle 2-3h 1 Tbl. lutschen
Cetrimonium + Lidocain + Tyrothricin OTC	
Lemocin *Lutschtbl. 2+1+4mg*	**Halsentzündung mit Schluckbeschwerden:** alle 1-3h 1 Tbl. lutschen, max. 8 Tbl./d

4 Anhang

4.1 Meldepflicht

Definition

Nach Infektionsschutzgesetz (IfSG) (ww.rki.de):
- Namentliche Meldung: Personaldaten und Adresse des Patienten werden an das zuständige Gesundheitsamt gemeldet
- Nichtnamentliche Meldung: Es wird nur der Fall ohne Nennung von Personendaten gemeldet

Namentliche Meldung bei Erkrankung oder Tod durch den feststellenden (behandelnden) Arzt nach § 6

- Botulismus, Cholera, Diphtherie, BSE, akute Virushepatitis, HUS, hämorrhagisches Fieber, Masern, Meningokokkenerkrankung, Milzbrand, Poliomyelitis, Pest, Tollwut, Typhus/Paratyphus, Tuberkulose
- In speziellen Fällen, z.B. beim Ausbruch von nosokomialen Infektionen

Namentliche Meldung bei Erregernachweis durch das Labor nach § 7

Bei einer großen Zahl an Infektionserregern

Nichtnamentliche Meldung bei direktem/indirektem Nachweis durch das Labor nach § 7

Treponema pallidum, HIV, Echinocccous, Plasmodium, Rubellavirus (bei konnataler Infektion), Toxoplasma (bei konnataler Infektion)

Meldung bzw. Dokumentation in Sonderfällen nach § 6 und § 23

Nosokomiale Häufungen und Auftreten von Keimen mit auffälligen Resistenzen

4.2 Präanalytikfür Proben zur mikrobiologischen Untersuchung

- Der Aussagewert einer mikrobiologischen Untersuchung steigt mit einer sachgerechten Präanalytik (Probenwahl, Probenentnahme, Probenasservierung, korrekte Anforderung mit Informationen, Probentransport)
- Bei V.a. Infektion sollte Material in die Pathologie **und** in die Mikrobiologie geschickt werden
- Bei der Abnahme sollte eine Kontamination mit Umweltkeimen bzw. mit Keimen der körpereigenen Flora vermieden werden
- Abstriche sind weniger geeignet als Punktate bzw. Aspirate
- Die Menge des eingesandten Materials sollte nicht zu knapp bemessen sein
- Die Zeitspanne zwischen Abnahme und der Verarbeitung im Labor ist kritisch
- Die Transportgefäße sollten schon vor der Abnahme deutlich beschriftet werden
- Die Art der Proben, Ort und Zeit der Entnahme sollten dokumentiert sein
- Angaben über die Grundkrankheit, akute Symptome und ggf. vorausgegangene Therapie können für das Labor sehr hilfreich sein

4.2.1 Liquor cerebrospinalis

- Gewinnung von Liquor cerebrospinalis durch aseptische Lumbalpunktion
  - Steriles Zubehör, chirurgische Händedesinfektion, sterile Handschuhe
    Vor Punktion die Injektionsstelle gründlich mit alkoholischem Desinfektionsmittel behandeln, 60 sec wirken lassen, mit steriler Kompresse mit leichtem Druck abreiben, Vorgang wdh.
  - Die gesamte Einwirkzeit sollte mindestens 2 Minuten betragen, besser 10 Minuten (wegen talgdrüsenreicher Haut in der Schweißrinne des Rückens)
  - Jodhaltige Mittel: Einwirkzeit ist deutlich länger; sind bei Ki. und in der SS kontraindiziert
  - Abdecken der Punktionsstelle mit einem sterilen Lochtuch
  - Nach der Punktion Schutz der Einstichstelle durch sterilen Verband
  - Das Untersuchungsmaterial muss in einem sterilen Gefäß gesammelt werden

- Kultur von Bakterien, Pilzen
  - 2–5ml **rasch** ins Labor; ggf. Blutkulturflasche/festes Transportmedium (Portagerm) beimpfen
  - Transport: ungekühlt
- Viruskultur (v.a. flüssige Materialien; auch Abstriche)
  - Nicht in bakteriologisches Transportmedium geben
  - Lagerung: bei +4°C oder −70°C
  - Transport: gekühlt
- PCR (möglichst separate Probe)
  - Transport: ungekühlt; Transportzeit möglichst < 6 h
  - Lagerung: bei +4°C oder −20°C
  - Antikörper-/Antigennachweis: bei +4°C oder Zimmertemperatur lagern

4.2.2 Augenabstriche bzw. -punktate

- Probenentnahme möglichst vor Gabe von Lokalanästhetika (können antimikrobielle Aktivität haben)
- Abstriche: mit Tupfer, der in 0,9%iger NaCl-Lösung (besser: Zellkulturmedium, z.B. Hanks-Lösung) getränkt ist
- Geschabsel: evtl. von Kornea bzw. Konjunktiva
- Punktion der Augenkammern bzw. des Glaskörpers: bei Endophthalmitis
- V.a. Gonokokken: Material **sofort** auf Spezialnährmedien (z.B. Gonocult) überimpfen
- Transport und Lagerung: ungekühlt

4.2.3 Ohrabstriche bzw. -punktate

- Abstreichen der betroffenen Hautstellen mithilfe eines Otoskops
- Versand des Tupfers im Transportmedium
- Transport und Lagerung: ungekühlt (evtl. Beteiligung kälteempfindlicher Keime)

4.2.4 Abstriche und Sekrete aus dem Respirationstrakt

- Kultur von Bakterien und Pilzen
  - Abstriche aus Mund, Rachen, Pharynx, Trachea
  - Versand im Transportmedium
  - Transport und Lagerung: ungekühlt
- Nachweis von Viren
  - Spülflüssigkeit (z.B. auf Zellkulturmedium)
  - Influenza A, B: Tupfer in NaCl-Lösung
  - Transport und Lagerung: gekühlt

4.2.5 Nasenabstriche bzw. -punktate

- MRSA-Nachweis: beide Naseneingänge mit Tupfer abstreichen; im Transportmedium versenden (auch für PCR-Nachweis, wenn der Stab nicht aus Holz ist)
- Bordetella-Pertussis-Nachweis: Nasopharyngeal-Abstrich
- Transport und Lagerung: ungekühlt

4.2.6 Sputum

- Zunächst Mund mit **Wasser** spülen, um die Mundflora zu reduzieren
- Evtl. Sputumproduktion durch Inhalation mit NaCl-Lösung induzieren
- Transport: **rasch**; ungekühlt
- Lagerung: bei 4°C

4.2.7 Bronchialsekret

- Materialgewinnung
  - Absaugung durch Katheter
  - Bronchoskopische Absaugung u. BAL
  - Transtracheale Aspiration
- Transport: ungekühlt
- Lagerung: bei 4°C

4.2.8 Perikard-, Pleura- und Gelenkpunktat

- Aseptische Vorgehensweise
  - Haube, Mund-Nasen-Schutz, chirurgische Händedesinfektion, steriler Kittel und Handschuhe
  - Vor Punktion die Injektionsstelle gründlich mit alkoholischem Desinfektionsmittel behandeln, 60 sec wirken lassen, mit steriler Kompresse mit leichtem Druck abreiben, Vorgang wdh.
  - Gesamte Einwirkzeit mindestens 2 min; bei talgdrüsenreicher Haut besser 10 min
  - Jodhaltige Mittel: Einwirkzeit ist deutlich länger; sind bei Ki. und in der SS kontraindiziert
  - Abdecken der Punktionsstelle mit einem sterilen Lochtuch
  - Während der Punktion die Anzahl der Personen im Raum beschränken
  - Nach der Punktion Schutz der Einstichstelle durch sterilen Verband
  - Das Untersuchungsmaterial muss in einem sterilen Gefäß gesammelt werden
  - Sachgerechte Entsorgung des benutzten Materials und der überschüssigen Proben
- Transport: ungekühlt; bei längerer Transportzeit Blutkulturflasche beimpfen
- Lagerung: ungekühlt

4.2.9 Blut

- Kultur von Bakterien und Pilzen
  - Vor Beginn der Antibiotikatherapie
  - Nicht aus Kathetern
  - Punktionsstelle sorgfältig mit alkoholischem Desinfektionsmittel vorbehandeln; Einwirkzeit mind. 30 sec
  - Arterielles Blut hat keinen Vorteil gegenüber venösem Blut
  - Bei Säuglingen reichen 2 ml (hohe Keimdichte), bei Erwachsenen 10 ml Blut
  - Aufteilen und in je eine aerob und eine aerob bebrütete Flasche injizieren (die Flaschen sollten vorab auf Raumtemperatur gebracht werden)
  - > 3 Proben im mehrstündigen Abstand an einem Tag sind wenig sinnvoll
  - Wenn die antimikrobielle Therapie bereits begonnen hat: ggf. Verwendung von Flaschen mit Substanzen, die einige Antibiotika neutralisieren
  - Transport und Lagerung: ungekühlt
- Antikörperbestimmung
  - Aus Vollblut oder Serum
  - Transport: ungekühlt
  - Lagerung: bei + 4°C
- PCR: möglichst separat ca. 7 ml EDTA-Blut entnehmen (oder Plasma trennen)
  - Transport: ungekühlt; Transportzeit möglichst < 6 h
  - Lagerung: bei −18°C
- Mikroskopischer Nachweis
  - von Plasmodien und Filarien aus EDTA-Blut
  - Transport und Lagerung: ungekühlt
- Blutausstrich (mikroskopischer Nachweis diverser Parasiten, z.B. Plasmodien, Trypanosomen, Filarien)
  - **Kleinen** Tropfen auf gereinigten, entfetteten Objektträger bringen; mit der Kante eines 2. Objektträgers das Blut dünn ausziehen (nicht schieben), sodass die Blutzellen nebeneinander liegen; an der Luft trocknen lassen
  - Transport und Lagerung: ungekühlt
- Dicker Tropfen (mikroskopischer Nachweis diverser Parasiten, z.B. Plasmodien, Trypanosomen)
  - **Kleinen** Tropfen auf einen Objektträger bringen; mit der Ecke eines 2. Objektträgers auf 10-Cent-Stück-Größe verreiben, sodass immer noch mehrere Schichten Blutzellen übereinander liegen (meist ist der „Dicke Tropfen" zu dick!); an der Luft trocknen lassen
  - Transport und Lagerung: ungekühlt

4.2.10 Sternalmark-/Knochenmarkpunktat

- Zum Erregernachweis bei systemischen Infektionen mit Keimen, die im RES angereichert werden (z.B. Typhus, Brucella)
- Aseptische Vorgehensweise
  - Händedesinfektion, sterile Handschuhe
  - Vor Punktion die Injekt.stelle gründlich mit alkoholischem Desinfektionsmittel behandeln, 60 sec wirken lassen, mit steriler Kompresse mit leichtem Druck abreiben, Vorgang wdh.
  - Die gesamte Einwirkzeit sollte mindestens 2 Minuten betragen
  - Jodhaltige Mittel: Einwirkzeit ist deutlich länger; sind bei Ki. und in der SS kontraindiziert
- Kultur
  - Biopsiematerial **sofort** in Blutkulturflaschen geben
  - Transport und Lagerung: vorübergehend ungekühlt
- V.a. Trypanosomen (Schlafkrankheit) und Plasmodien (Malaria): Mark (nach Rücksprache mit dem Labor) auf einen Objektträger ausstreichen

4.2.11 Spitzen von intravasalen Kathetern

- Katheterspitze mit steriler Schere abschneiden; in Röhrchen mit Nährlösung geben
- Transport und Lagerung: ungekühlt

4.2.12 Biopsiematerial

- Bei der Punktion steriler Kompartimente immer aseptisches Vorgehen
- Gewonnenes Material muss in ein steriles Gefäß eingebracht werden
- Bei Austrocknungsgefahr in sterile 0,9%ige NaCl-Lsg. geben (nicht in Formalinlösung)
- Transport und Lagerung: ungekühlt; bei längerer Lagerzeit (bzw. wenn mehrere Probenstücke existieren) ggf. bei –70°C einfrieren

4.2.13 Duodenalsaft, Galle

- Materialgewinnung durch Duodenalsonde (ohne Stimulierung oder nach Stimulierung durch Choleretikum); z.B. in eine Urinmonovette aufnehmen
- Kultur von Bakterien und Pilzen
  - Transport: ungekühlt
  - Lagerung: bei +4°C
- Mikroskopie (Nachweis vegetativer Lamblien) Transport und Lagerung: ungekühlt

4.2.14 Stuhl

- Stuhl in sauberem Gefäß auffangen; mit Plastiklöffel Probe in steriles Röhrchen füllen
- Ggf. an 3 konsekutiven Tagen; > 3 Proben pro Tag sind wenig sinnvoll
- Transport: bei Raumtemperatur; bei V.a. Amöben nicht auskühlen lassen
- Lagerung: bei 4°C

4.2.15 Rektalschleimhaut

- Bei V.a. Amöben Abstriche von schleimigen Stellen und ggf. Schleimhautfetzen
- Lagerung und Transport: nicht auskühlen lassen

4.2.16 First void urine (1. Portion des Morgenurins)

- PCR-Nachweis von Chlamydien in der Urethra: 1. Portion des Morgenurins (enthält am meisten abgeschilferte Epithelzellen) auffangen und in Urinmonovette füllen
- Transport und Lagerung: bei 4°C

4.2.17 Mittelstrahlurin

- Das äußere Genitale zuvor mit Wasser und Seife reinigen
- Erste Portion des Morgenurins verwerfen, die nächste Portion z.B. in einer Urinmonovette sammeln (5–10ml reichen für eine bakteriologische Untersuchung)
- Lagerung und Transport: bei 4°C

- Eintauchverfahren (empfehlenswert, wenn keine rasche Verarbeitung möglich):
  - Mit verschiedenen kommerziellen Kits möglich (z.B. Uricult)
  - Auf einem Träger sind mehrere Agarnährböden aufgetragen; Träger kurz in Urin eintauchen, anschließend wieder in das Gefäß zurückstecken u. verschrauben; das Gefäß wird beschriftet und entweder direkt bei 37°C für 24 h bebrütet oder ins Labor geschickt
  - Anzahl der Kolonien auf dem Agar = semiquantitatives Maß für die Keimmenge

4.2.18 Katheterurin

- Eine Katheterisierung der Blase nur für eine mikrobiologische Untersuchung ist nicht generell indiziert (⇒ mögliche Verschleppung von Keimen aus der Harnröhre in die Blase)
- Bei liegendem Dauerkatheter Material proximal entnehmen (nicht aus dem Beutel)

4.2.19 Blasenpunktionsurin

- Zur Abklärung fraglicher Befunde, da keine Kontamination mit äußeren Keimen
- Vor der suprapubischen Punktion der gefüllten Blase: Haare entfernen, Haut sorgfältig mit einem alkoholischen Desinfektionsmittel desinfizieren (Einwirkzeit mindest. 2 min)
- Probe mit Eintauchverfahren (→ S. 122) untersuchen oder in Urinmonovette verschicken
  - Transport: ungekühlt
  - Lagerung: vorübergehend bei 4°C

4.2.20 Urethralabstrich

- Untersuchung auf Trichomonaden, Gonokokken, Chlamydien: Entnahme des Materials am besten morgens vor dem Wasserlassen; nach Desinfektion des Orificiums mit Seife und Wasser Tupfer ca. 2 cm tief einführen und drehen; dann je nach Untersuchung
  - Nachweis von Trichomonaden: Material sofort auf Objektträger auftragen, Deckglas auflegen und das Nativpräparat im Mikroskop bei 40er Objektivvergrößerung auf zappelnde Einzelzellen untersuchen
  - Nachweis von Gonokokken: direkte Beimpfung eines geeigneten Mediums (z.B. Gonocult)
  - Nachweis von Chlamydien mittels PCR: Tupfer **sofort** in ein spezielles Medium (z.B. Fa. Roche Diagnostics) ausdrücken, das im Labor untersucht wird
  - Kultur von Mycoplasma, Ureaplasma: spezielles Tranportsmedium verwenden
- Transport und Lagerung: ungekühlt

4.2.21 Ejakulat

- Ejakulat direkt in Versandgefäß
- Lagerung und Transport: ungekühlt

4.2.22 Vaginalabstrich

- Abstrich, am besten unter Sicht, dann je nach Untersuchung:
  - Nativpräparat: Tupfer sofort auf Objektträger ausstreichen, Deckglas auflegen und das Nativpräparat im Mikroskop bei 40er Objektiv-Vergrößerung auf stark bewegliche Trichomonaden und Sprosspilze (in runder Blastosporenform oder filamentös) untersuchen
  - Kultur von Bakterien und Pilzen: Tupfer in ein Transportmedium stecken
  - Transport und Lagerung: ungekühlt

4.2.23 Zervixabstrich

- Entnahme unter Sicht; die Portio mit einem Wattetupfer trocknen, dann einen sterilen Abstrichtupfer ca. 1 cm in den Zervikalkanal einführen, dann je nach Untersuchung:
  - Trichomonaden-Nachweis: Material sofort auf Objektträger auftragen, Deckglas auflegen, im Mikroskop (40er Objektivvergrößerung) auf zappelnde Einzelzellen untersuchen
  - Gonokokken-Nachweis: direkte Beimpfung eines geeigneten Mediums (z.B. Gonocult)
  - Chlamydien-Nachweis mittels PCR: Tupfer **sofort** in spezielles Medium ausdrücken, das im Labor untersucht wird (ggf. trockene Wattetupfer auf Holzstäbchen verwenden)
  - Kultur von Mycoplasma, Ureaplasma: spezielles Tranportsmedium verwenden
- Transport und Lagerung: ungekühlt

4.2.24 Hautabstrich

- Ggf. Salbenreste entfernen; mit 70% Alkohol abreiben, um Anflugkeime abzutöten
- Hautabstriche mit Tupfer, Hautschuppen mit Skalpell oder scharfem Löffel am progressiven Rand der Läsion entnehmen
- Transport und Lagerung ungekühlt

4.2.25 Wundabstriche

- Ggf. Salbenreste entfernen
- Bei starker Wundsekretbildung: mit einem sterilen Abstrichtupfer am Wundrand Material entnehmen, besser sind Aspiration oder sogar eine Exzision
- Lagerung und Transport: ungekühlt
- Ggf. bei Dringlichkeit eine **sofortige** mikroskopische Untersuchung anfordern (cito!)

4.2.26 Abszesse

- Aspiration des Materials mit einer Spritze nach gründlicher Desinfektion der Punktionsstelle mit alkoholischem/jodhaltigem Hautdesinfektionsmittel; Material in der Spritze belassen
- Lagerung und Transport: ungekühlt
- Nachweis von Anaerobiern: Material **rasch** verarbeiten
- Punktion ist besser als Abstrich (mehr Material wird gewonnen)

4.2.27 Hautbläschen

- HSV-Nachweis mittels PCR: trockenen Wattetupfer auf Holzstäbchen (manche Plastikstäbchen inhibieren die Reaktion) z.B. in einer Urinmonovette, einschicken
- Kultur von Bakterien: Abstrichtupfer in ein Transportmedium stecken oder besser Pustelinhalt mit Spritze entnehmen und Flüssigkeit einschicken
- Kultur von Pilzen: Desinfektion mit 70% Alkohol, um Anflugkeime abzutöten, dann Hautschuppen vom Randbezirk mit scharfem Löffel oder Skalpell abkratzen
- Lagerung und Transport: ungekühlt

4.2.28 Personalschutz

Impfungen, Schutzkleidung, Mundschutz, Brille, Handschuhe, keinen Schmuck/Uhren

4.2.29 Postalische Bestimmungen für den Versand von Untersuchungsmaterialien

- Der Postversand von ansteckungsgefährlichen Stoffen unterliegt den Bestimmungen des Transports von Gefahrgut
- Freigestellt sind nur Materialien, von denen eine minimale Gefahr ausgeht, z.B. Materialien für einen Schwangerschaftstest, Blut-/Urinproben zur Blutzuckerbestimmung etc. (muß in Dreifachverpackung verschickt werden, die gekennzeichnet ist = Verpackungsnorm P650)
- Sonderregelung für die Versendung von mikrobiologischen Kulturen (Verpackungsnorm P620)
- Im Detail in: Dt. Ärzteblatt 104, Heft 46, 16. Nov. 2007; www.bundesaerztekammer.de.
- Auch der technische Ablauf eines Probentransports innerhalb eines Klinikums durch einen eigenen Kurierdienst (z.B. Hol- und Bringdienst) ist geregelt
- Verantwortlich für den ordnungsgemäßen Versand der Proben ist der Absender

4.3 Impfungen

4.3.1 Passive Impfung

- Übertragung humoraler Immunität durch Antikörper von immunen Spendern (Menschen = homolog, Tiere = heterolog)
- Normale Gammaglobuline enthalten durchschnittliche Mengen an spezifischen AK, Hyperimmunglobuline stammen von selekt. Spendern mit nachgewiesener AK-Menge gg. ein best. AG
- Vorteil der passiven Impfung: sofortiger Impfschutz, Nachteil: Schutz hält nur wenige Monate
- Blutpräparate und Sera haben eine hohe Virussicherheit, im Einzelfall ist Restrisiko möglich

- Nur bei wenigen Indikationen sollte passiv geimpft werden (möglichst aktiv impfen)
- Unerwünschte Wirkungen: Serumkrankheit bei Verwendung tierischer Immunsera (artfremdes Eiweiß); Inkompatibilitätsreaktionen
- Konsequente Einhaltung der Kühlkette ist sehr wichtig, da die Impfstoffe bei Erwärmung an Aktivität verlieren (→ Produkte im Kühlschrank im hinteren Teil lagern)
- Injektionsmaterial kurz vor der Applikation auf Körpertemperatur erwärmen, da sonst unangenehme, schmerzhafte Reaktionen möglich sind

Hepatitis A

- Humanes Gamma-Globulin mit einer bestimmten Menge an spezifischen AK gegen Hepatitis A
- Ind.: kurz vor Reisen in tropische/subtropische Länder mit niedrigem Hygienestandard, wenn die Zeit zur aktiven Impfung zu kurz ist, also < 2 W. (i.m.); Schutz besteht höchstens für 4–6 M.

Hepatitis B

- Teures humanes Hyperimmunglobulin
- Ind.: nach Exposition (z.B. Nadelstichverletzung, Kontakt mit Prostituierten, Geburt, Lebertransplantation, manche Dialysepatienten) an nichtimmune Personen (i.v.); Gabe so früh wie möglich, spätestens innerhalb von 72 h nach Exposition; ggf. wdh. nach 1–3 M.

Tollwut

- Humanes Hyperimmunglobulin
- Ind.: bei Ungeimpften nach Verletzung durch tollwütige oder tollwutverdächtige Tiere oder nach Kontakt mit virushaltigen Ködern (simultan mit aktiver Impfung); Gabe: i.m. oder direkt um die Bissstelle herum

Zytomegalie

- Humanes Hyperimmunglobulin
- Ind.: i.v. Gabe bei nicht immunen Personen mit Abwehrschwäche zur Zytomegalieprophylaxe

Varizella

- Humanes Hyperimmunglobulin
- Ind.: i.m. Gabe an nicht immune, abwehrgeschwächte Personen (v.a. Kinder, Schwangere) nach Exposition (Kontakt mit Personen mit Windpocken/Herpes zoster)

Masern

- Humanes Hyperimmunglobulin
- Ind.: Prophylaxe nach Exposition bei Nicht-Geimpften

Tetanus

- Homologes Hyperimmunserum
- Ind.: nach Verletzungen, wenn keine Impfanamnese besteht
- Restriktives Vorgehen, da die deutsche Bevölkerung (v.a. junge Männer) meist überimmunisiert ist

Diphtherie

- Zur Zeit ist kein Produkt eines humanen Hyperimmunglobulins auf dem Markt
- Für Notfälle halten manche Landesapothekerkammern Präparate bereit

Botulismus

- Polyvalentes Immunglobulin vom Pferd mit einem Anteil an Antikörpern gegen Botulinustoxin zur Milderung der Intoxikation

Gamma-Globuline

- Ind.: zur Substitution bei Abwehrschwäche, d.h. bei schwerem Antikörpermangel
- Sonstige Ind. sind fraglich (z.B. bei rezidivierenden Infekten als "Ertüchtigungsmaßnahme" oder zur Immunmodulation bei immunologischer Dysregulation, v.a. bei norm. γ–Globulinwerten i.S.)
- I.m. Gabe (manche Präparate dürfen auch i.v. verabreicht werden)
- HWZ von IgG = 21d → eine zuverlässige Wirkung hält maximal 4–6 Monate an

4.3.2 Aktive Impfung

- Gabe von antigenwirksamer Substanz, auf die das Immunsystem reagiert.
- Bei Schädigung des Immunsystems (krankheitsbedingte oder iatrogene Immunsuppression) erfolgt keine zuverlässige Immunantwort
- Totimpfstoff hat erst nach mindestens 8–10 d eine meist humorale Immunreaktion zur Folge
- Bei einigen Non-Respondern erbringt das (gesunde) Immunsystem trotz wiederholter Gabe keine ausreichende Antwort (Laborkontrollen)
- Zur Steigerung der Effektivität enthalten einige der Tot-AG immunologische Adjuvantien, z.B. die Adsorbatimpfstoffe Aluminiumhydroxid als Träger der Antigene; Haptene (z.B. Polysaccharide) sind an ein Protein als Träger gebunden (sogenannte Konjugatimpfstoffe)
- Manche Impfstoffe enthalten Konservierungsmittel, die Nebenwirkungen hervorrufenkönnen
- Bei der Herstellung können Spuren von Fremdantigenen (Hühnereiweiß, Hefepilzantigene) in den Impfstoff gelangen
- Oft werden Kombinationen von mehreren Impfstoffen angeboten
- Lebendimpfstoffe bestehen aus attenuierten (in ihrer Virulenz abgeschwächten) Erregern; wenn sie sich im Wirt vermehren, kommt es nach einiger Zeit (> 9 d) zu einer natürlichen Reaktion des Immunsystems (humorale u. zellvermittelte Reaktion); im Prinzip besteht das Risiko einer übermäßigen Vermehrung im Wirt mit manifester Erkrankung ⇒ gezielte Anamnese, um Anfälligkeiten zu erkennen (dann Ausschluss von der aktiven Impfung)
- Interferenz: eine gleichzeitige Erkrankung bzw. Infektion kann das Angehen der Impfinfektion behindern; deswegen sollten Lebendimpfungen simultan oder im Abstand von 3–4 W. erfolgen

Lebendimpfungen

Masern

- Impfviren sind stark attenuiert, so dass sie von gesunden Menschen gut vertragen werden
- Die leichte Infektion erzeugt eine lang anhaltende, belastbare Immunität

Mumps

- Impfviren sind stark attenuiert, so dass sie von gesunden Menschen gut vertragen werden
- Die leichte Infektion erzeugt eine lang anhaltende, belastbare Immunität

Röteln

- Impfviren sind stark attenuiert, so dass sie von gesunden Menschen gut vertragen werden
- Bei Schwangeren löst die Impfung keine intrauterine Infektion aus
- Die leichte Infektion erzeugt eine lang anhaltende, belastbare Immunität

Gelbfieber

- Impfstoff besteht aus attenuierten Viren, die eine Infektion der Leber induzieren
- Bei ca. 10% der Geimpften: Fieber und Abgeschlagenheit („grippaler Infekt")
- Bei Abwehrschwäche (HIV, Kortisontherapie, Organtransplantation, Leukopenie, Tumorkrankheit) u. schwerem Leberschaden (Anamnese) kann die Impfvireninfektion entgleisen
- Cave Hühnereiweißallergie: Züchtung des Impfstoffs im Hühnerei ⇒ enthält Hühnereiweiß-Spuren
- Immunschutz beginnt 10 Tage nach der Impfung und hält 10 Jahre an
- Ein Arzt darf die Impfung nur durchführen, wenn er vom Landesministerium die Erlaubnis bekommen hat, einen Stempel der WHO zu führen, der im internationalen Impfausweis die Durchführung der sachgerechten Impfung bestätigt

Rotaviren

- Orale Lebendimpfung bei Kindern ab der 7. Lebenswoche möglich
- Monovalenter Impfstoff: 2. Impfung frühestens nach 4 Wochen, pentavalenter Impfstoff: 3 x im Abstand von mindestens 4 Wochen
- Mit 2 Jahren sollte die Impfung abgeschlossen sein (www.dakj.de)
- Erwachsene haben meist eine Infektion bereits durchgemacht und sind immun

Varizella
• Attenuierter Lebendimpfstoff (s.c. Injektion) • Für Kinder, seroneg. Pat. mit spez. Gesundheitsrisiken (z.B. Leukämie Pat.) u. deren Angehörige
Tuberkulose
Die BCG-Vakzine wird heute nicht mehr empfohlen.
Typhus
• Orale Lebendimpfung mit attenuierten Typhusbakterien (insges. 3 x ; je 1 d Pause dazwischen) • Impfung gewährt keinen sicheren Schutz, Typhus ist aber gut antibiotisch behandelbar • Eher geringes Risiko für normale Touristen, in Ländern der 3. Welt an Typhus zu erkranken
Cholera
• Aus der Schweiz kann man einen Impfstoff mit attenuierten Bakterien beziehen • Impfbakterien fehlt die Untereinheit A des Choleratoxins, sodass keine schwere Durchfallkrankheit entstehen kann; die Untereinheit B, die für die Bindung an die Zellrezeptoren verantwortlich ist, wird noch gebildet • Nach der oralen Einnahme entsteht eine lokale Immunität des Darms gegenüber dem Choleratoxin B ⇒ Bindung u. biologische Wirkung des Gesamttoxins ist nicht mehr möglich
Poliomyelitis
• Die Schluckimpfung durch lebende, attenuierte Viren wird nicht mehr empfohlen (⇒ Risiko einer impfassoziierten Poliomyelitis: Mutationen, die zur Virulenzminderung geführt haben, sind nicht stabil; es können gefährliche Rückmutationen auftreten; der Geimpfte scheidet die gefährliche Viren in großen Mengen mit dem Kot aus, die durch Schmierinfektionen auf andere Personen übertragen werden können • Der Impfstoff besteht heute aus abgetöteten Viren (→ S. 129)
Totimpfungen
Tetanus
• Impfstoff aus formalininaktiviertem Tetanustoxin (= Tetanustoxoid) • Grundimmunisierung (meist im Kindesalter): 3–4 Injektionen im Abstand von 4 Wochen, dann nach 1 Jahr • Für die Primärimpfung muß dieser wenig immunogene Impfstoff an Aluminiumhydroxid gekoppelt werden (Adsorbatimpfstoff); dieses immunologische Adjuvans verstärkt die entzündliche Reaktion am Injektionsort und ist für die gelegentliche Nebenreaktion mitverantwortlich • Auffrischimpfung: alle 10 Jahre; wenn einmal eine Grundimmunisierung dokumentiert wurde, muß später nur 1 Auffrischimpfung erfolgen, auch wenn die letzte Injektion > 10J. her ist • Im Zweifelsfall Überprüfung des Impfstatus durch serologischen Test • Meistens in Kombination mit anderen Impfstoffen, z.B. Diphtherie und Poliomyelitis
Diphtherie
• Impfstoff aus formalininaktiviertem Diphtherietoxin (= Diphtherietoxoid) • Grundimmunisierung (meist im Kindesalter): 3–4 Injektionen im Abstand von 4 W., dann nach 1 J. • Für die Primärimpfung muss der wenig immunogene Impfstoff an Aluminiumhydroxid gekoppelt werden (Adsorbatimpfstoff); dieses immunologische Adjuvans verstärkt die entzündliche Reaktion am Injektionsort und ist für die gelegentliche Nebenreaktion mitverantwortlich • Auffrischimpfung: alle 10 Jahre; im Erwachsenenalter muss ein „Impfstoff für Erwachsene" verwendet werden, der wegen evtl. Unverträglichkeit nur ca. 10% der Dosis des Kinderimpfstoffs enthält; wenn einmal eine Grundimmunisierung dokumentiert wurde, muss später nur eine Auffrischimpfung erfolgen, auch wenn die letzte Injektion länger als 10 Jahre her ist • Im Zweifelsfall Überprüfung des Impfstatus durch serologischen Test. • Meistens in Kombination mit anderen Impfstoffen, z.B. Tetanus und Poliomyelitis

Haemophilus influenzae

- Impfstoff: Kapselpolysaccharid, gebunden an Proteinträger
- Impfung im Kindesalter und ggf. bei Splenektomie

Meningokokken

- Erwachsene: Impfstoffe, die Kapselpolysaccharid von Meningokokken der Serogruppe A, C, W135 und Y enthalten:
  - Das Kapselantigen von Meningokokken der Serogruppe B ist nicht immunogen ⇒ kein Impfschutz gegenüber den hier häufigsten Erregern
  - Da Infektionen fulminant verlaufen können, sollten v.a. junge Leute (< 30 Jahre) bei Reisen in gefährdete Gebiete (v.a. in den sog. Meningitisgürtel: Sahelzone, Nepal, Ecuador) geimpft werden (mit zunehmendem Alter erwerben Menschen eine natürliche Immunität)
  - Eine Injektion des gut verträglichen Impfstoffs reicht aus und hält über 5 Jahre
- Kinder: Konjugatimpfstoff mit Kapselpolysaccharid der Serogruppe C, der zusätzlich an Aluminiumhydroxid adsorbiert ist

Cholera

- Oraler Impfstoff aus abgetöteten Cholerabakterien und rekombinant hergestellter Untereinheit B des Choleratoxins (löst keine Diarrhoe aus, ist aber immunogen)
- Die lokal induzierten Antikörper sollen bei einer Infektion die Adhäsion des nativen Choleratoxins verhindern
- Die Cholera ist bei normalen Touristen sehr selten; Impfung dient v.a. Personen, die sich in Ländern der 3. Welt in sehr schlechten hygienischen Verhältnissen aufhalten

Typhus

- Neben der oralen Impfung mit attenuierten, lebendenden Typhusbakterien (→ S. 127) steht auch ein Totimpfstoff zur Verfügung
- Das Vi-Kapselantigen von Salmonella enterica typhi wird i.m. oder tief s.c. gespritzt ⇒ Bildung humoraler Antikörper, die jedoch nicht mit Sicherheit protektiv sind (zellvermittelte Immunität wäre erforderlich, die jedoch nicht durch den Totimpfstoff induziert werden kann)

Pneumokokken

- Impfstoff aus gereinigtem Kapselpolysaccharid der Bakterien
- Enthält für Erwachsene 23, für Kinder 7 verschiedene Serovarietäten; in der Natur kommen jedoch ca. 80 verschiedene Serovarietäten vor; die häufigsten in der Bevölkerung vorkommenden Serovarietäten sind allerdings enthalten, sodass ein Impfschutz zumindest gegenüber den wichtigsten Varianten entsteht

Keuchhusten

- Mischimpfstoff aus mehreren gereinigten gut immunogenen Partialantigenen (früher: partikuläre Impfstoffe, die bakterielles Endotoxin enthalten; werden heute nicht mehr verwendet)
- Impfung im Kindesalter; Wirkung lässt nach, sodass bei Erwachsenen die Infektanfälligkeit wieder steigt ⇒ ggf. Auffrischimpfungen im Erwachsenenalter

Influenza

- Impfstoff aus gereinigten Oberflächenproteinen der Viren (sog. Hämagglutinine), die im Hühnerei gezüchtet wurden
- Zugabe von Adjuvantien, um die Immunreaktion zu steigern
- Bei älteren Menschen werden spezielle Impfpräparationen eingesetzt, um effektive Immunreaktionen hervorzurufen zu können
- Da diese Proteine in den Viren durch Punktmutationen in ihrer Immunogenität ständig durch Antigendrift und Antigenshift verändert werden, muss die Komposition der Bestandteile des Impfstoffs regelmäßig den Epidemiestämmen angepasst werden
- Der Schutz einer i.m. Injektion hält ca. ein Jahr lang

FSME
• Impfstoff aus kompletten, toten Viren (Anzucht in Hühnerembryofibroblasten) • Grundimmunisierung vor Aufenthalt in Endemiegebieten: mindestens 3 Injektionen innerhalb eines Jahres; Auffrischimpfungen alle 3 Jahre • Bei Kindern Verwendung von Impfstoffen mit reduziertem Antigengehalt
Poliomyelitis
• Impfstoff aus abgetöteten Viren der 3 Serotypen, die in Zellkulturen angezüchtet wurden • Grundimmunisierung: 3 Injektionen innerhalb eines Jahres; Auffrischimpfung alle 10 Jahre • Erwachsene sind deutlich anfälliger als Kleinkinder, eine schlaffe Lähmung zu erleiden, speziell wenn sie in Gebiete reisen, in denen die Kinderlähmung noch endemisch ist (Indien, Afrika)
Tollwut
• Impfstoffe aus abgetöteten Viren; Züchtung im Hühnerei oder in humanen diploiden Zellkulturen • Beide Impfstoffe sind gut wirksam und gut verträglich • Primärimmunisierung: mindestens 3 Gaben (Tag 0, 7, 21), 4. Gabe nach 1 Jahr
Japan-B-Enzephalitis
• Impfstoff ist in Deutschland nicht zugelassen, ist aber über die internationale Apotheke erhältlich; bei evtl. Impfschäden haftet also der Arzt in vollem Umfang • Impfstoff besteht aus abgetöteten Viren, die im Mäusehirn vermehrt wurden; Spuren von Hirngewebe sind noch enthalten ⇒ evtl. Impfkomplikationen durch Kreuzreaktionen; manifestieren sich ggf. erst viele Wochen nach der Mehrfachimpfung • Die Impfung sollte vor Reisen in Sumpfgebiete Südostasiens erfolgen, wo die Wildviren durch Mücken auf den Menschen übertragen werden (Risiko steigt bei längeren Aufenthalten)
HPV
• Rekombinant in Hefezellen hergestellte Proteine von Papillomviren der Serovare 6, 11, 16 und 18 (besitzen eine hohe Tendenz, ein Uteruskarzinom zu erzeugen) • Sind an Aluminiumhydroxid adsorbiert, um die Immunogenität zu steigern • Bei Mädchen von 12-17 J. (vor dem 1. Geschlechtsverkehr) u. bei jungen Frauen kann die Induktion von humoralen AK durch 3 Impfdosen vor einem späteren Karzinom schützen (www.dakj.de)
Hepatitis A
• Impfstoff aus abgetöteten Viren, die in humanen Zellkulturen gezüchtet wurden • Zur Steigerung der Immunogenität an Aluminiumhydroxid adsorbiert; ein anderes Präparat ist mit anderen Adjuvantien (Phospholipidkorpuskeln, sog. Virosomen) gekoppelt • Injektion bewirkt einen mind. 6–12-monatigen Schutz; dann muss eine 2. Injektion erfolgen, Auffrischimpfung: mind. alle 10 J.; bei Komb. mit Hep.-B-Impfstoff gelten andere Zeitabstände • V.a. junge Reisende in Länder der 3. Welt sollten geimpft werden; Personen > 60 J. sind meist durch eine meist unerkannte Infektion in der Kindheit (Nachkriegszeit) lebenslang immun • Ggf. kann eine serologische Untersuchung den Immunstatus klären • Für Kinder gibt es spezielle Impfstoffpräparationen
Hepatitis B
• Rekombinanter Impfstoff, der in einem Hefepilz hergestellt wird; er enthält Teile des Oberflächenproteins der Viren (HB_S-Antigen) • Antikörper, die gegen diese Struktur gerichtet sind, neutralisieren das Virus und verhindern die Bindung an Wirtszellrezeptoren • Protektive AK-Mengen entstehen erst nach der Grundimmunisierung (3 Injektionen/1 J.); danach Auffrischung ca. alle 10J. (je nach Stärke der Immunantwort, die individuell variieren kann) • Das Ausmaß der Immunreaktion kann serologisch kontrolliert werden • Gefährdete Personengruppen (Homosexuelle, Prostituierte, Drogenabhängige, medizinisches Personal) sollten unbedingt geimpft werden

4.4 Abkürzungen

AG	Atemgeräusch	Hep.	Hepatitis	PRC	Pregnancy Risk Category
AK	Antikörper	HHV	Humanes Herpes-Virus	Pro	Prophylaxe
Amp.	Ampulle	H.p.	Helicobacter pylori	PZA	Pyrazinamid
ARDS	Acute Respiratory Distress Syndrome	HSV	Herpes-Simplex-Virus	Qo	Extrarenale Eliminationsfraktion
AUC	Fläche unter der Konzentrations-Zeit-Kurve	HUS	Hämolytisch urämisches Syndrom	Reakt.	Reaktion
AZ	Allgemeinzustand	HWZ	Halbwertszeit	RES	Retikuloendotheliales System
Bakt	Bakterien	i.B.	im Blut	resist.	resistent
BAL	Bronchoalveoläre Lavage	Ind.	Indikation	Rf	Risikofaktoren
BB	Blutbild	Inf.	Infektion	RG	Rasselgeräusch
BSE	Bovine spongiforme Enzephalopathie	INH	Isoniazid	RMP	Rifampicin
C.	Candida	ini.	initial	Rp	Rezeptpflicht
chron.	chronisch	Ink	Inkompatibilität	RST	Rhythmusstörungen
Cl.	Clostridium	i.S.	im Serum	RSV	Respiratory Syncytial Virus
CMV	Cytomegalie Virus	i.U.	im Urin	SM	Streptomycin
d	Tag	J.	Jahre	spp.	Spezies
DA	Dosisanpassung	KI	Kontraindikation	SS	Schwangerschaft
DALI	DA bei Leberinsuffizienz	Ki.	Kinder	Strg.	Störung
DANI	DA bei Niereninsuffizienz	klin.	klinisch	sympt.	symptomatisch
DD	Differenzialdiagnose	KM	Knochenmark	system.	systemisch
Def	Definition	Ko	Komplikationen	SZ	Stillzeit
Di	Diagnose	KOF	Körperoberfläche	T.	Trichophyton
EBV	Ebstein-Barr-Virus	Lact	Stillzeit	Tbl.	Tablette
ED	Einzeldosis	LI	Leberinsuffizienz	TDM	Therapeutisches Drug monitoring
EHEC	Enterohämorrhagische E.coli	Lsg.	Lösung	TEE	Transösophageale Echokardiographie
EMB	Ethambutol	M.	Monat/Monate	Th	Therapie
empf.	empfindlich	M.	Mycobacterium	UW	Unerwünschte Wirkungen
EPEC	Enteropathogene E. coli	MHK	Minimale Hemmkonzentration	VAP	Ventilator associated Pneumonia
Erw.	Erwachsene	MOF	Multiple-Organ-Failure	VRE	Vancomycin resistente Enterokokken
ESBL	Extended Spectrum Betalactamase	MRSA	Methicillin-resistenter Staph. aureus	VSV	Vesikuläres Stomatitis-Virus
ETEC	Enterotoxische E. coli	Ngb.	Neugeborenes	VZV	Varizella-Zoster-Virus
Fl.	Flasche	NI	Niereninsuffizienz	W.	Woche
FSME	Frühsommermeningo-enzephalitisvirus	NNH	Nasennebenhöhlen	wdh.	wiederholen
GBS	Guillain-Barré-Syndrom	OTC	Over the Counter, Apothekenpflichtig	WI	Wirkung
Gen.	Generation	PCR	Polymerase Chain Reaction	WM	Wirkmechanismus
GFR	Glomeruläre Filtrationsrate	PCWP	Pulmonary capillary wedge pressure	WW	Wechselwirkungen
h	Stunden	PNP	Polyneuropathie	Y.	Yersinia
HD	Hämodialyse	PPB	Plasmaproteinbindung	Z.n.	Zustand nach
		Prä	Prävention		

A

B

C

D

E

F

I

J

K

L

M

N

O

P

W

X

Y

Z

Programmübersicht

pockets

Akupunktur pocket	978-3-89862-291-2
Anamnese & Untersuchung pocket	978-3-89862-289-9
Anatomie fast	978-3-89862-276-9
Arzneimittel pocket 2010	978-3-89862-715-3
Arzneimittel pocket plus 2010	978-3-89862-716-0
Arzneimittel Infektionen pocket	978-3-89862-273-8
Arzneimittel Pädiatrie pocket	978-3-89862-249-3
Arzneimittel Phytotherapie pocket	978-3-89862-258-5
Arzneimittel Rettungsdienst pocket	978-3-89862-292-9
Arzneimittel Therapie 09-10	978-3-89862-297-4
Austria Arzneimittel pocket	978-3-89862-293-6
Biologie fast	978-3-89862-232-5
Chirurgie fast	978-3-89862-261-5
Differenzialdiagnose pocket	978-3-89862-280-6
EKG Fälle pocket	978-3-89862-266-0
EKG pocket	978-3-89862-221-9
GK 3 Termini pocket	978-3-89862-226-4
Heilpraktiker Kompaktwissen p.	978-3-89862-299-8
Homöopathie pocket	978-3-89862-246-2
Homöopathie für Kinder pocket	978-3-89862-247-9
Labormedizin pocket	978-3-89862-254-7
Medizinisches Englisch pocket	978-3-89862-239-4
Medizinisches Französisch pocket	978-3-89862-264-6
Medizinisches Spanisch pocket	978-3-89862-240-0
Medizinisches Italienisch pocket	978-3-89862-265-3
Medizin Translator pocket	978-3-89862-274-5
Mensch Körper pocket	978-3-89862-712-2
Neurologie pocket	978-3-89862-253-0
Normalwerte pocket	978-3-89862-230-1
Notaufnahme Innere Med. pocket	978-3-89862-245-5
Patientologie	978-3-89862-908-9
Pneumologie pocket	978-3-89862-279-0
Psychiatrie fast	978-3-89862-243-1
Wörterbuch Medizin pocket	978-3-89862-298-1

XXS pockets

Affektive Störungen XXS pocket	978-3-89862-527-2
Anästhesie XXS pocket	978-3-89862-519-7
Antiinfektiva XXS pocket	978-3-89862-284-4
Asthma XXS pocket	978-3-89862-517-3
COPD XXS pocket	978-3-89862-524-1
Diabetes mellitus XXS pocket	978-3-89862-531-9
Hämatologie XXS pocket	978-3-89862-510-4
Hypertonie XXS	978-3-89862-528-9
Impfungen XXS pocket	978-3-89862-523-4
Infektionen XXS pocket	978-3-89862-516-6
Kardiologie XXS pocket	978-3-89862-509-8
KHK XXS pocket	978-3-89862-522-7
Neurologie XXS pocket	978-3-89862-285-1
Notfall Med. XXS pocket	978-3-89862-512-8
Pankreas XXS pocket	978-3-89862-521-0
Pneumonie XXS pocket	978-3-89862-532-6
Regionalanästhesie XXS pocket	978-3-89862-520-3
Thrombose / Embolie XXS pocket	978-3-89862-525-8
Virologie XXS pocket	978-3-89862-526-5

Jetzt auch für's iPhone

Börm Bruckmeier Verlag

Programmübersicht

pockettools

Asthma/COPD pockettool	978-3-89862-315-5
DANI pockettool	978-3-89862-316-2
EKG pockettool	978-3-89862-314-8
EKG Lineal pockettool	978-3-89862-318-6
Med. Engl. pockettool	978-3-89862-317-9

pocketcards

Akutes Koronarsyndrom pc Set (3)	978-3-89862-092-5
Anamnese & Untersuchung pc	978-3-89862-104-5
Anästhesie pc Set (3)	978-3-89862-080-2
Anästhesie Intensivmeds pc Set (2)	978-3-89862-116-8
Antibiotika pc Set (2) 2010	978-3-89862-108-3
Antimykotika pc	978-3-89862-109-0
Asthma pc Set (3)	978-3-89862-101-4
Bipolare Störungen pc Set (2)	978-3-89862-086-4
Bronchialkarzinom pc Set (4)	978-3-89862-100-7
COPD pc Set (3)	978-3-89862-102-1
Chronische Niereninsuffizienz pc (3)	978-3-89862-097-0
Demenz pc Set (3)	978-3-89862-065-9
Depressionen pc Set (2)	978-3-89862-075-8
Diabetes mellitus pc Set (3)	978-3-89862-091-8
Dyslipidemien pc Set (2)	978-3-89862-071-0
Echokardiographie pc Set (2)	978-3-89862-051-2
EKG pocketcard	978-3-929785-72-2
EKG Auswertungs pc	978-3-929785-36-4
EKG Lineal pc	978-3-89862-011-6
EKG pc Set (3)	978-3-89862-089-5
Elektrol./Säure-Basen pc Set (3)	978-3-89862-069-7
Epilepsie pc Set (3)	978-3-89862-088-8
Erste Hilfe pc Set (3)	978-3-89862-014-7
Geriatrie pc Set (3)	978-3-89862-055-0
Glaukom pc Set (3)	978-3-89862-105-2
Herzinsuffiziens pc Set (2)	978-3-89862-078-9
Hypertonie pc Set (2)	978-3-89862-061-1
Med Englisch pc Set (2)	978-3-89862-050-5
Med Spanisch pc Set (2)	978-3-89862-049-9
Migräne pc Set (3)	978-3-89862-076-5
Multiple Sklerose pc (3)	978-3-89862-081-9
Neonatologie pc (2)	978-3-89862-053-6
Neurologie pc (3)	978-3-89862-070-3
Normalwerte pc	978-3-89862-014-4
Notfallmedizin pc Set (2)	978-3-89862-018-5
Ophthalmologie pc Set (4)	978-3-89862-017-5
Pädiatrie pc Set (4)	978-3-89862-090-1
Palliativmedizin pc Set (4)	978-3-89862-019-9
Pankreaskarzinom pc Set (2)	978-3-89862-103-8
Parkinson pc (2)	978-3-89862-082-6
Periodensystem pc	978-3-89862-094-9
Präkl. Schlaganf.-Mngmt. pc	978-3-89862-046-8
Psychiatrie pc	978-3-89862-047-5
Reanimation pc	978-3-89862-096-3
Reflexzonen pc	978-3-89862-000-0
Regionalanästhesie pc Set (3)	978-3-89862-052-9
Schizophrenie pc Set (2)	978-3-89862-085-7
Sehproben pc	978-3-89862-110-6
Sono Abdomen pc Set (3)	978-3-89862-063-5
Stabile Angina pc Set (2)	978-3-89862-093-2
Stroke pc Set (2)	978-3-89862-045-1
Terminologie pc Set (2)	978-3-89862-003-1
The English patient pc Set (2)	978-3-929785-86-9
Thrombo Embolie pc Set (2)	978-3-89862-083-3
Tumormarker pc Set (2)	978-3-89862-115-1
TNM pc	978-3-89862-023-9
Wundlineal pc	978-3-89862-059-8

pocketflyer

Arterielle Hypertonie pocketflyer	978-3-89862-661-3
Diabetes pocketflyer	978-3-89862-659-0
EEG pocketflyer	978-3-89862-660-6

Stand Juni 2010

www.media4u.com